膀胱镜检查
健康教育与心理疏导

主编 程顺花 蔡佳佳 曾湘菊

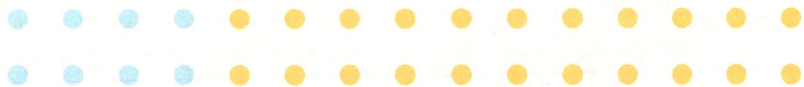

中南大学出版社
www.csupress.com.cn
·长沙·

图书在版编目（CIP）数据

膀胱镜检查健康教育与心理疏导／程顺花，蔡佳佳，
曾湘菊主编. --长沙：中南大学出版社，2024.9.
ISBN 978-7-5487-5962-1

Ⅰ. R694-49

中国国家版本馆 CIP 数据核字第 2024ED1411 号

膀胱镜检查健康教育与心理疏导
PANGGUANGJING JIANCHA JIANKANG JIAOYU YU XINLI SHUDAO

程顺花　蔡佳佳　曾湘菊　主编

□出 版 人	林绵优	
□责任编辑	陈　娜　王雁芳	
□责任印制	李月腾	
□出版发行	中南大学出版社	
	社址：长沙市麓山南路	邮编：410083
	发行科电话：0731-88876770	传真：0731-88710482
□印　　装	广东虎彩云印刷有限公司	

□开　　本	710 mm×1000 mm 1/16	□印张 11.25	□字数 195 千字
□版　　次	2024 年 9 月第 1 版	□印次 2024 年 9 月第 1 次印刷
□书　　号	ISBN 978-7-5487-5962-1	
□定　　价	38.00 元	

目　录

第 一 章

认识膀胱镜检查

众所周知，胃不舒服做胃镜，肠道不适做肠镜。随着人们健康意识的增强，大家都了解并能接受胃肠镜检查。然而，当提及膀胱镜检查时，大家依旧很陌生，甚至感到害怕和焦虑。实际上，许多疾病都需要通过辅助检查来确诊，泌尿外科疾病也不例外。如果长期小便不正常，反复出现血尿，我们该怎么办呢？别慌！如果你的膀胱有问题，也可以做膀胱镜检查！为了消除您的恐惧，让我们来一"探"究竟吧！

第一节　何谓膀胱镜及膀胱镜检查

1. 什么是膀胱镜?

膀胱镜是一种用于检查患者膀胱及尿道有无疾病的器械,也称为膀胱尿道镜。

膀胱镜分为两种:一种是标准硬性膀胱镜,另一种是膀胱软镜。具体选择哪一种镜检,主要根据镜检目的来判断。

2. 膀胱镜检查是怎么进行的?

膀胱镜检查是通过内镜从尿道外口顺延尿道插入患者膀胱,直接观察膀胱和尿道内病变的检查方法。医生通过显示器可以直接观察膀胱内黏膜上皮的病变,可以帮助诊断是否存在结石、狭窄、异常增生、肿瘤等问题。当观察到膀胱黏膜有异常或膀胱壁有肿物时,可以取少量的病变组织做病理切片,以明确病变的性质,为治疗提供诊断依据。这是膀胱肿瘤最重要的检查项目。

3. 膀胱镜检查的原理是什么?

膀胱镜是一种通过自身的光学纤维束从内部观察膀胱的外科器械,末端可以外接光源,目的是照亮膀胱内部。同时镜头外接摄像机,可将膀胱内的结构放大 5 倍或以上,把图像投射到屏幕上,利于医生观察膀胱内部情况,协助泌尿外科医生诊断疾病。

第二节　膀胱镜检查的适应证、禁忌证

1. 膀胱镜检查的适应证有哪些？

　　(1)患者出现不明原因的血尿，尤其是肉眼血尿，需要进一步明确出血部位及相关原因。

　　(2)用于膀胱疾病的确诊，如患者出现膀胱结石、膀胱异物及膀胱肿瘤时，可以通过膀胱镜检查来确诊。

　　(3)膀胱镜检查时可以直观地看到肿瘤的位置、大小及形态、数量，还可以通过膀胱镜获取组织，进行病理切片。

　　(4)若患者出现直肠肿瘤、盆腔肿瘤、腹壁后肿瘤等膀胱周围病变，可以通过膀胱镜检查来了解病变对膀胱的侵犯程度。

　　(5)通过膀胱镜检查，可以发现尿道是否有狭窄，膀胱内是否有炎症、肿瘤、结石、异物等。如有，可通过膀胱镜进行膀胱结石碎石、膀胱肿瘤电切、膀胱异物取出。

　　(6)当患者出现输尿管梗阻或膀胱肿瘤压迫造成肾积水时，可以留置输尿管支架来缓解肾积水问题。

2. 膀胱镜检查的禁忌证有哪些？

　　(1)尿道、膀胱处于急性炎症期者，不宜进行膀胱镜检查，因其可导致炎症扩散。此外，膀胱的急性炎症可引起膀胱充血，使病变分辨不清。

　　(2)膀胱容量在 50 毫升以下者，进行膀胱镜检查容易出现膀胱破裂。由于膀胱容量过小，稍一冲水患者即感不适，因此多不能耐受这一检查。即使该检查未造成创伤，检查结果也不会令人满意。

（3）包茎、尿道狭窄、尿道内结石嵌顿等，无法插入膀胱镜者。其中尿道狭窄是膀胱尿道镜检查失败的主要原因，狭窄严重时内腔镜无法插入，如果检查前未考虑到尿道狭窄的可能，遇到阻力仍用暴力插入可造成尿道穿孔。

（4）骨关节畸形不能采取截石体位者。

（5）妇女月经期、妊娠期。

（6）全身出血性疾病者，应避免进行此项检查。

（7）全身情况差，不能耐受检查者。

第三节　膀胱镜检查的意义

1.哪些疾病能够通过膀胱镜检查出来?

（1）慢性膀胱炎。如果患者反复出现尿急、尿频、尿痛等一些症状，在药物治疗效果不佳的情况下，可以进行膀胱镜检查。检查时如果发现局部的黏膜有白斑或炎性水肿，可能是由局部的慢性炎症所致。

（2）膀胱异物。通过膀胱镜检查可以肉眼观察到膀胱结石、膀胱息肉等膀胱异物。膀胱结石会导致患者排尿疼痛和血尿，较小的结石可以通过大量饮水排出体外，而较大的结石则需要通过药物或手术来治疗。

（3）膀胱肿瘤。膀胱镜检查是诊断膀胱癌的金标准，无论是良性肿瘤还是恶性肿瘤，都可以借助膀胱镜直观地观察肿瘤的形状，并在检查过程中钳取肿瘤标本做病理切片。

（4）尿道狭窄。尿道狭窄多见于老年男性患者，常常会出现排尿困难、尿分叉、尿线细等症状，时间长了容易造成泌尿系统感染。膀胱镜检查时，镜子经过尿道逆行进入膀胱，若有尿道狭窄可以及时发现。

（5）其他疾病。如女性尿瘘、乳糜尿、女性膀胱颈梗阻等。

2.膀胱镜检查时可以完成简单的手术吗?

膀胱镜检查时可以完成简单的手术。例如，若输尿管结石或者肿瘤堵住了输尿管，可以放置一根细输尿管支架管；若膀胱内出血或者存在肿瘤，可通过膀胱镜进行膀胱肿瘤电切；若发现膀胱结石，可利用膀胱镜结合碎石器捣碎后冲洗出来；若发现膀胱内有异物，可以通过膀胱镜异物钳或活组织钳取出。

3.膀胱镜检查有哪些不适及疼痛？

　　患者可以选择局部麻醉，医生将麻醉药品注入膀胱。在膀胱镜进入尿道时，患者可能会有不适感；术中膀胱充盈时，会有强烈的排尿感；医生取活检时，会有刺痛感。操作结束后 1~2 天，尿道可能会有疼痛和烧灼感。

　　同时，患者可以选择全身麻醉，操作过程患者处于睡眠状态，手术操作全程无感觉。

第 二 章

膀胱镜检查
有哪些作用

第一节　膀胱镜检查在膀胱癌中的应用

1. 性格低调、"脾气"挺怪的膀胱癌?

与心脏、肺脏、肝脏等比起来,膀胱算得上是一个"默默无闻"的器官,但是它却承担着重要的生理功能,如果它不高兴闹起别扭来,我们也招架不住哦!膀胱是储存尿液的器官,空虚的时候呈锥形,充满尿液的时候呈球形。它长在盆腔里,上接肾脏,左右两侧各有一根输尿管汇入,前下方有膀胱颈口与尿道相连接,就这样完成人体的"储尿大业"。同时膀胱还有抗尿液反流、排出尿液的功能。而膀胱癌较少被人关注,是因为它"性格内向、深藏不露、城府很深",总是"夹紧尾巴"悄悄侵蚀着人体的膀胱。因为症状不明显常被忽视,使它得以隐藏和发展。膀胱镜检查并获取组织标本进行病理检查是膀胱癌诊断的金标准,特殊情况下可以进行膀胱诊断性电切确诊。对于膀胱癌,早预防、早发现、早诊断、早治疗至关重要。

2. 什么是膀胱癌?

膀胱癌是一种由膀胱黏膜上皮细胞形成的恶性肿瘤,是泌尿系统最常见的恶性肿瘤,占我国泌尿生殖系统肿瘤发病率的第一位。膀胱癌可发生于任何年龄阶段,甚至于儿童时期,其发病率随年龄的增长而增加,高发年龄阶段为50~70岁,男性膀胱癌发病率为女性的3~4倍。其中最常见的病理类型是尿路上皮细胞癌,占膀胱癌的90%以上。症状包括血尿、尿频、尿急、尿痛等。其中间歇性、无痛性肉眼血尿是膀胱癌的典型症状,一旦出现,大家要格外重视。血尿的出血量、持续时间的长短,与膀胱肿瘤的恶性程度、肿瘤大小、范围和数目有一定关系，但并不一定成正比。如果出现相关症状，要留意排尿时血尿出现的时段，并及时就医。同时，保持良好的生活和饮食习惯是预防膀胱癌的重要措施。要远离膀胱癌，首先要从改变不良习惯做起。

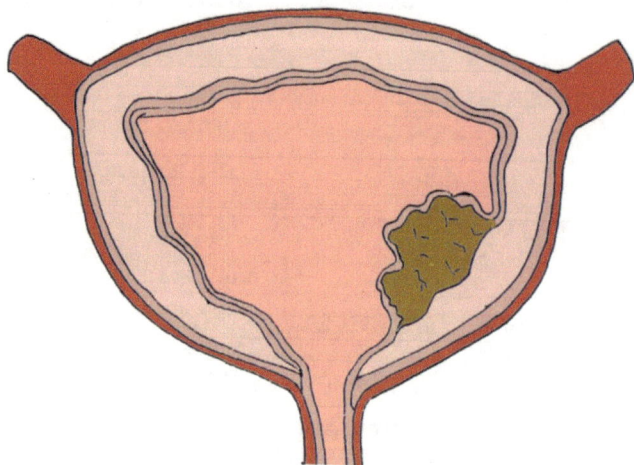

膀胱癌示意图

3. 膀胱癌有哪些临床表现？

（1）临床表现。

1）血尿：有90%或以上的膀胱癌患者最初的临床表现是血尿，通常表现为间歇性、无痛性肉眼血尿，有时也可为镜下血尿。血尿的程度与肿瘤大小、数目和恶性程度有关，可导致贫血，甚至休克。

2）膀胱刺激症状：约有10%的膀胱癌患者可首先出现膀胱刺激症状，表现为尿频、尿急、尿痛和排尿困难，而无明显的肉眼血尿。

3）排尿困难：膀胱颈部肿瘤或带蒂肿瘤阻塞膀胱颈部，或血凝块、肿瘤残渣阻塞尿道，可引起排尿困难或尿潴留，造成充溢性尿失禁，不自主滴尿。

4）上尿道阻塞：肿瘤生长在输尿管口附近或侵犯输尿管可造成上泌尿道阻塞，引起肾盂积水、腰痛。

5）下腹部肿块：肿瘤侵犯膀胱周围组织或发生盆腔淋巴结转移时，可在下腹部触及肿块。

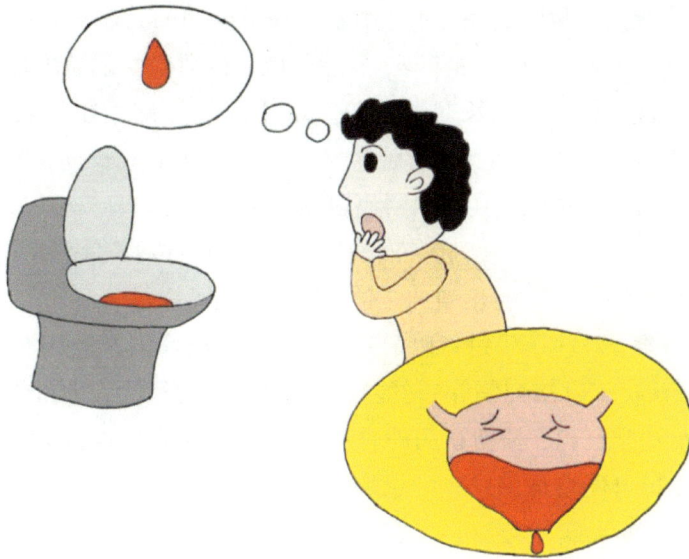

血尿

（2）病因。

1）吸烟：吸烟是目前最明确的膀胱癌致病危险因素，30%～50%的膀胱癌由吸烟引起，吸烟可使膀胱癌的危险率增加2～4倍。

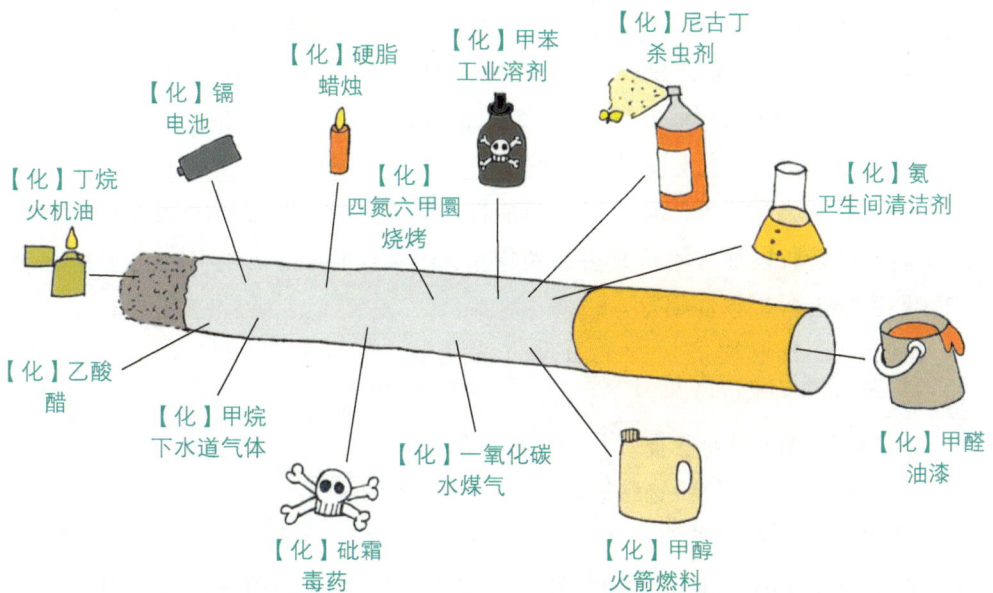

【化】镉
电池

【化】硬脂
蜡烛

【化】甲苯
工业溶剂

【化】尼古丁
杀虫剂

【化】丁烷
火机油

【化】
四氮六甲圜
烧烤

【化】氨
卫生间清洁剂

【化】乙酸
醋

【化】甲烷
下水道气体

【化】一氧化碳
水煤气

【化】甲醛
油漆

【化】砒霜
毒药

【化】甲醇
火箭燃料

香烟的有害物质

2)长期接触工业化学产品：职业因素是最早获知的膀胱癌致病因素，如接触染料、皮革、橡胶、塑料、油漆等，发生膀胱癌的风险会显著增加。

3)膀胱慢性感染与异物长期刺激：感染、结石、尿路梗阻等疾病可使膀胱黏膜发生癌前病变。膀胱结石、膀胱憩室、血吸虫感染或长期留置导尿管等，会增加膀胱癌的发生风险，其中以鳞癌多见。

4)内在因素(基因异常)：膀胱癌的发生发展与遗传及基因异常有关，有家族史者发生膀胱癌的危险明显增加2倍，具体机制尚需进一步研究。

5)其他因素：既往接受过环磷酰胺化疗、盆腔放疗以及滥用非那西汀和治疗糖尿病的药物(如吡格列酮等)均能增加患膀胱癌的风险。大量摄入脂肪、胆固醇、油煎食物和红肉，长期饮用砷含量高的水和氯消毒水、咖啡、人造甜味剂，以及染发也可能增加膀胱癌的患病风险。

(3)膀胱癌的疾病类型及治疗方法。

尿路上皮癌是膀胱癌最常见的病理类型，占膀胱癌所有病理类型发病率的90%以上。根据治疗模式及疾病预后的不同，膀胱癌可分为非肌层浸润性膀胱癌(non-muscle-invasive bladder cancer，NMIBC)和肌层浸润性膀胱癌(muscle-invasive bladder cancer，MIBC)。

目前临床上非肌层浸润性膀胱癌治疗的首选方法是经尿道膀胱肿瘤电切术加术后辅助膀胱内灌注(化疗和免疫治疗)。经尿道膀胱肿瘤切除术(transurethral resection of bladder tumor，TURBT)是膀胱肿瘤的首选治疗方法。根据肿瘤生长情况可行膀胱部分切除术、根治性膀胱切除术。由于绝大多数的膀胱肿瘤会复发，因此对保留膀胱的患者，术后应给予膀胱灌注化疗，以消灭残余的肿瘤细胞和降低术后复发的可能性。综上所述，经尿道膀胱肿瘤电切术加术后辅助膀胱内灌注不仅具有诊断作用，而且还具有治疗作用，可根据肿瘤的病理特征进行根治性治疗。

肌层浸润性膀胱癌治疗的首选方法是根治性膀胱切除加盆腔淋巴结清扫术。

(4)膀胱癌的辅助检查。

1)B超检查：B超检查膀胱肿瘤具有操作简单、无痛苦、可重复进行等优点。膀胱肿瘤的超声图像主要表现为膀胱壁上向腔内凸起的赘生物，大小不一，形态多样或不规则，中等回声强度，深部无声影。经腹部途径对膀胱断层扫描可获得肿瘤的大小、数目、位置及基底部的宽窄等基本图像。

2）盆腔计算机断层扫描（computed tomography，CT）平扫+增强扫描：CT 检查可以清楚地显示膀胱壁肿瘤发生的部位、大小、数目、浸润深度、有无转移等。对确诊为膀胱癌的患者，CT 检查的目的之一是确定肿瘤分期。同时还可以清楚地显示盆腔肿大淋巴结。

3）静脉肾盂造影：移行上皮肿瘤有种植及多器官发病的特征，膀胱癌有同时伴有肾盂癌、输尿管癌的可能。静脉肾盂造影意义：既可以排除上尿路肿瘤，还能了解双肾功能。

4）MR 检查：可用于确定肿瘤的范围及周围脂肪组织浸润情况；明确前列腺病变及其周围关系，判断淋巴转移情况；显示深肌层浸润情况，对膀胱壁外肿瘤浸润有高度敏感性及特异性。

5）膀胱镜检查：可全面窥视膀胱内情况，直接观察肿瘤的大小、位置、数目、生长方式、基底部情况及周围情况等。通过取活体组织检查可明确病变性质、浸润程度等生物学特性。

4. 膀胱镜检查在膀胱癌治疗中有哪些作用？

膀胱镜检查是膀胱肿瘤筛查的金标准，通过膀胱镜检查可以肉眼发现膀胱内有无肿瘤占位、肿瘤的大小甚至肿瘤的个数；还可以通过膀胱镜做活检，明确膀胱内占位的性质，对膀胱肿瘤的诊断非常有意义。

（1）原位癌：表现为黏膜似天鹅绒突起的红色区域，出现膀胱激惹或痉挛常为广泛原位癌的征象。

（2）乳头状癌：多为 Ta 及 T1 期肿瘤，单发或多发，呈淡红色，有细长的蒂，限于黏膜层，活动度好，表面绒毛细长呈枝状。结节、团块乳头状癌常为 T2 及 T3 期肿瘤，乳头短且融合，呈深红色或褐色，可能伴有灰白色坏死组织，基底广泛或短蒂，活动度差，附近黏膜增厚、水肿、充血，表肌层有浸润或淋巴结梗阻。

（3）浸润性癌：常为 T3 及 T4 期肿瘤，无蒂，境界不清，局部隆起，表面呈褐色或灰白色，覆有灰绿色脓苔或磷酸盐类沉淀，肿瘤坏死处形成溃疡，边缘隆起并外翻，周围膀胱壁增厚、僵硬，或有卫星瘤。膀胱尿液混浊，混有"腐肉状坏死组织"。

第二节 膀胱镜检查在尿路结石中的应用

1. 透视"石头记"：膀胱镜与尿路结石的奇遇？

　　在这个五彩斑斓的世界里，我们每个人的身体都像是一个精密的宇宙，每一个器官都像是星球，各司其职，共同维持着这个宇宙的和谐运转。然而，有时候，一些不请自来的"小石头"会打破这份和谐，它们在我们的尿路中安营扎寨，给我们带来痛苦和困扰。今天，就让我们一起来揭开这些"小石头"的神秘面纱，同时认识一位能够帮助我们驱赶这些不速之客的"英雄"——膀胱镜。

　　首先，让我们先来认识一下尿路结石这位"不速之客"。它们形态各异，大小不一，有如沙粒，有如豆子，甚至有的可以达到高尔夫球大小。它们的成分也各不相同，有草酸钙结石、磷酸钙结石、尿酸结石等。这些结石的形成，往往与我们日常的饮食习惯、生活方式和遗传因素密切相关。它们在尿路中形成后，可能会引起疼痛、血尿、尿频、尿急等症状，严重时甚至会导致尿路阻塞、感染，甚至肾功能损害。

　　那么，我们如何才能及时发现并驱赶这些"不速之客"呢？这时候，膀胱镜就派上用场了。膀胱镜是一种可以直观观察尿路内部情况的医疗器械，它的出现，可以说是尿路结石的"克星"。通过膀胱镜，医生可以清楚地看到尿路内部的情况，准确地判断结石的位置、大小和数量，从而制定出最佳的治疗方案。

　　膀胱镜是如何工作的呢？这就不得不提到它的"独门秘籍"——膀胱镜检查。通过膀胱镜检查，医生可以清楚地看到尿路的内部情况，如果发现了结石，就可以根据结石的位置和大小，选择合适的治疗方法，如激光碎石、气压弹道碎石等，将结石击碎，然后通过尿液排出体外。

通过以上的介绍，相信您对尿路结石和膀胱镜都有了初步的了解。接下来，我们将会更详细地介绍膀胱镜在尿路结石中的应用，帮助大家更好地了解这一疾病，从而更好地进行预防和治疗。同时，我们也会介绍膀胱镜的原理、操作过程以及在尿路结石治疗中的应用，让大家对这位"英雄"有更加深入的了解。让我们一起走进这个奇妙的尿路世界，揭开尿路结石的神秘面纱，认识膀胱镜这位"英雄"，共同守护我们的身体健康。

2. 什么是尿路结石？

尿路结石，也称为尿结石或尿石症，是指在泌尿系统中形成的硬质矿物质沉积物。尿路结石可以出现在尿路的任何部位，包括肾脏、输尿管、膀胱和尿道。尿路结石的形成是一个复杂的过程，涉及多种因素，包括尿液成分、饮食习惯、生活方式、遗传因素和某些疾病。

（1）根据其化学成分，可将尿路结石分为以下几类。

1）草酸钙结石：这是最常见的尿路结石类型，约占所有尿路结石的80%。草酸钙结石通常呈白色或黄色，表面光滑或粗糙。它们可以单个或成串出现。草酸钙结石的形成原因包括饮食中草酸摄入过多、尿液酸度过高、尿液中钙质过多等。

2）磷酸钙结石：磷酸钙结石较草酸钙结石少见，通常呈棕色或黑色，表面粗糙。磷酸钙结石的形成与尿液酸碱度、尿液中磷酸盐和钙质的浓度有关。在某些疾病中，如肾小管酸中毒和髓质海绵肾，磷酸钙结石较为常见。

3）尿酸结石：尿酸结石通常呈棕色或黄色，表面光滑。尿酸结石的形成与尿液酸度过高、高尿酸血症（例如痛风患者）有关。尿酸结石患者常有尿酸排泄增加的情况。

4）胱氨酸结石：胱氨酸结石罕见，呈淡黄色或蜡黄色，表面光滑。胱氨酸结石的形成与遗传性胱氨酸尿症有关，这是一种罕见的遗传性疾病，导致体内无法正常代谢胱氨酸。

5）感染性结石：感染性结石也称为基质结石，由细菌和尿液中的物质（如磷酸铵镁）组成。感染性结石常见于尿路感染，尤其是那些产生脲酶的细菌引起的感染。

(2)尿路结石的临床治疗方法因结石的大小、类型、位置以及患者的整体健康状况而异。除了膀胱镜以外，还有以下几种常见的治疗手段。

1)药物治疗：对于较小的结石，医生可能会推荐药物治疗，如α受体拮抗药和利尿药，以帮助结石自然排出。此外，对于某些类型的结石，如尿酸结石，医生可能会使用药物来改变尿液的化学成分，以防止结石形成。

2)体外冲击波碎石术(extracorporeal shock wave lithotripsy，ESWL)：这是一种非侵入性治疗方法，使用冲击波从体外破碎结石。破碎后的结石碎片可以通过尿液排出体外。

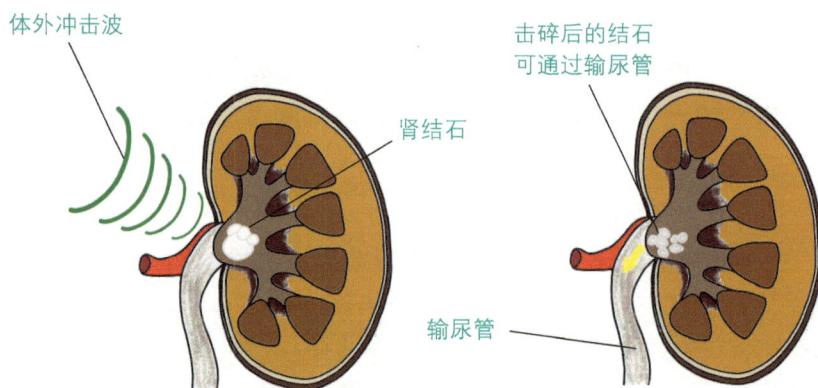

体外冲击波碎石术示意图

3)输尿管镜碎石术：通过尿道将输尿管镜插入输尿管或膀胱，直接观察到结石并使用激光或其他工具破碎结石。

4)经皮肾镜取石术(percutaneous nephrolithotomy，PCNL)：适用于较大的肾结石，通过在背部做一个小的切口，将肾镜直接插入肾脏，然后使用激光或其他工具破碎结石。

5)开放手术或腹腔镜手术：在少数情况下，如果其他治疗方法无效或结石非常大，可能需要进行开放手术或腹腔镜手术来移除结石。

在治疗尿路结石时，医生还会根据患者的具体情况提供预防措施，以减少结石复发的风险。这些预防措施可能包括饮食调整、增加液体摄入量、药物治疗等。

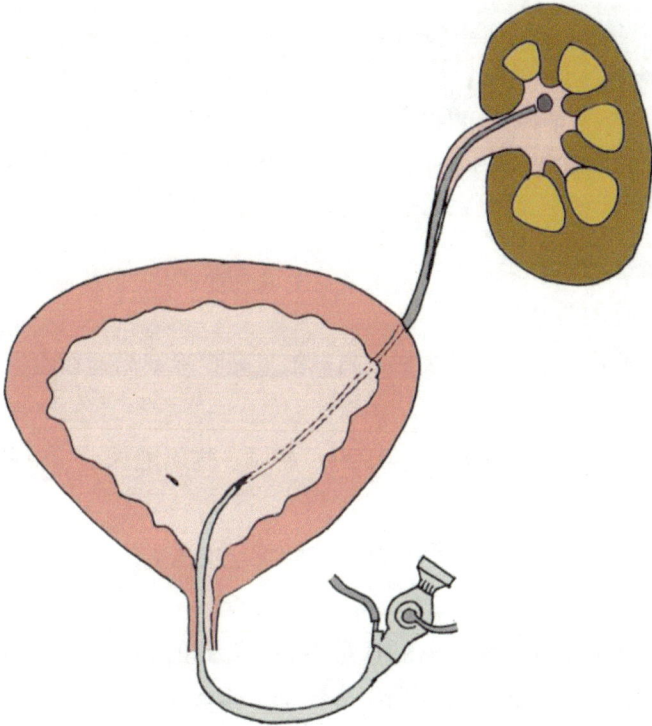

输尿管镜碎石术示意图

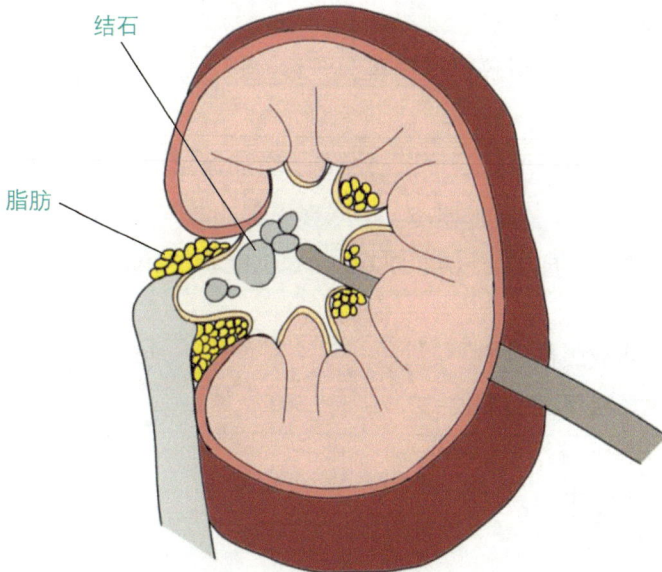

经皮肾镜取石术示意图

3. 尿路结石有什么临床表现?

尿路结石的临床表现因其大小、形状、位置以及是否存在并发症而异。

(1)病史。

1)结石复发的家族史。

2)尿路结石的既往史。

3)不良饮食习惯,特别是高钙、高草酸、高嘌呤或高盐饮食。

4)液体摄入不足。

5)患有某些疾病,如肾小管酸中毒、痛风、胱氨酸尿症、甲状旁腺功能亢进等。

6)长期使用某些药物,如利尿药、抗酸剂、皮质类固醇等。

(2)症状。

1)疼痛:尿路结石最典型的症状是疼痛,疼痛的部位通常与结石的位置有关。肾结石可引起腰部或侧腹部的剧烈疼痛,疼痛可能向下腹部、会阴部或大腿内侧放射。输尿管结石可引起急剧的、阵发性的疼痛,这种疼痛被称为肾绞痛,通常是结石移动到输尿管狭窄部位时引起的。膀胱结石可能导致排尿疼痛、尿频和尿急。

2)血尿:结石可能刺激尿道黏膜,导致血尿,尿液可能呈粉红色、红色或棕色。

3)尿路感染:结石可能导致尿液滞留,增加尿路感染的风险。尿路感染的症状包括发热、寒战、尿频、尿急、排尿疼痛等。

4)恶心和呕吐:肾绞痛可能导致恶心和呕吐。

(3)体征。

1)患侧腰部或腹部压痛。

2)肌肉紧张或保护性体位。

3)发热和寒战(提示感染)。

4)患侧肾区叩击痛。

(4)辅助检查。

1)尿液分析:检查尿液中的红细胞、白细胞、细菌、结晶等,以确定是否存

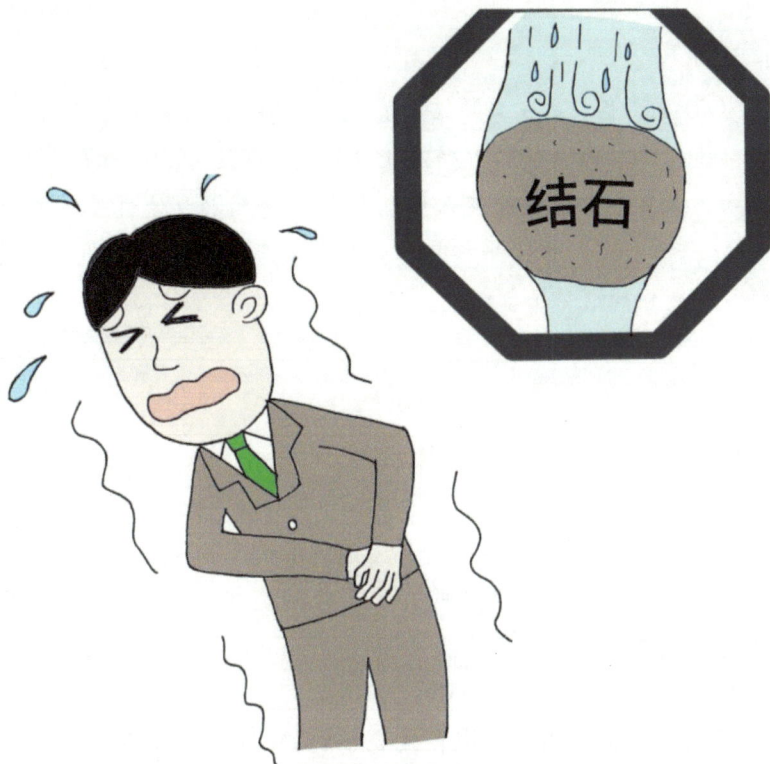

尿路结石导致疼痛

在感染或其他尿液异常。

2）血液检查：包括肾功能、电解质、尿酸、草酸、胱氨酸等水平，以评估结石形成的风险因素。

3）影像学检查。

①肾、输尿管及膀胱（kidney ureter bladder position，KUB）平片：可以检测到大多数钙质结石。

②超声检查：无创、无辐射，可以检测结石并评估肾脏结构。

③计算机断层扫描（CT）：提供详细的结石和泌尿系统结构信息，尤其适用于小结石或非钙质结石。

④静脉尿路造影（intravenous urography，IVU）：评估肾脏功能和对结石的显影。

⑤逆行肾盂造影：用于评估输尿管和肾盂的情况。

情景导入

患者为 40 岁男性，既往有肾结石病史，现因突然出现剧烈腰痛来到急诊室就诊。自述疼痛向下腹部和大腿内侧放射，伴有恶心和呕吐的症状，但没有发热或寒战。体检发现右侧腰部压痛和叩击痛。尿液分析显示镜下血尿，白细胞（-），细菌（-）。腹部平片显示右侧输尿管中段有一个小的钙质结石影。诊断为右侧输尿管结石。

4.膀胱镜在尿路结石诊疗中有哪些应用？

膀胱镜是一种用于直接观察膀胱和尿道内部情况的医疗器械。在尿路结石的诊断和治疗中，膀胱镜主要用于检查和治疗膀胱结石，以及在特定情况下用于输尿管结石的治疗。

（1）膀胱镜在尿路结石中的应用。

1）诊断膀胱结石：膀胱镜可以直接观察到膀胱内部，如果患者有血尿、排尿疼痛或尿流中断等症状，医生可能会使用膀胱镜来检查是否有结石存在，并评估结石的大小、数量和形状。

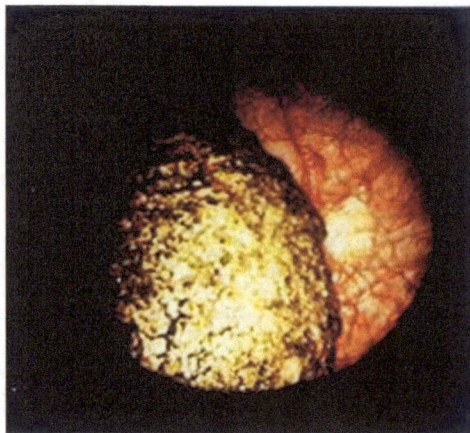

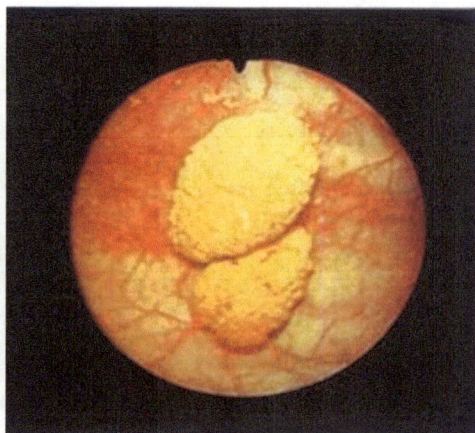

膀胱镜下的膀胱结石

2）治疗膀胱结石。

①膀胱镜碎石术：对于较小的膀胱结石，可以通过膀胱镜使用特制的器械（如激光、超声波、等离子体等）将结石碎成小块，然后随尿液排出体外。

②膀胱镜取石术：对于较大的膀胱结石，可以使用膀胱镜配合特制的抓取器械将结石取出。

③诊断输尿管结石：在某些情况下，如果怀疑输尿管末端有结石，膀胱镜可以用来观察输尿管开口处是否有结石阻塞。

（2）膀胱镜治疗尿路结石的步骤。

1）准备：患者通常需要空腹或限制饮食，以确保膀胱在检查时是空的。必要时使用抗生素来预防感染。

2）麻醉：根据情况，可能使用局部麻醉、脊髓麻醉或全身麻醉。

3）插入膀胱镜：医生会将膀胱镜通过尿道插入膀胱。膀胱镜通常带有光源和摄像头，以便医生观察内部情况。

4）观察和操作：医生会仔细检查膀胱内部，如果发现结石，会使用相应的碎石或取石器械进行处理。

5）术后护理：术后患者可能需要留院观察一段时间，以确保没有并发症。医生会提供相应的疼痛缓解措施和指导如何排出碎石。

（3）膀胱镜在治疗尿路结石中的优势。

1）微创：膀胱镜手术是一种微创手术，不需要大切口，恢复时间较短。

2）可视化操作：医生可在直视下进行操作，精确碎石或取石。

3）并发症风险较低：与开放手术相比，膀胱镜手术的并发症风险较低。

（4）膀胱镜在治疗尿路结石中的不足。

1）适用范围有限：膀胱镜主要用于治疗膀胱结石和输尿管末端的结石。对于较大的或位于上尿路的结石，可能需要其他治疗方法。

2）技术要求高：膀胱镜操作需要专业的训练和经验，对医生的技术要求较高。

3）可能的并发症：虽然发生并发症风险较低，但仍可能出现出血、感染、尿道损伤等并发症。

在决定是否使用膀胱镜治疗尿路结石时，医生会综合考虑结石的大小、位置、患者的整体健康状况以及手术风险等因素。

5. 膀胱镜治疗尿路结石后如何预防结石复发?

膀胱镜治疗尿路结石后,预防结石复发是非常重要的。以下是一些预防结石复发的方法。

(1)每天喝足够的水,使得尿量在 2 升以上,这样有助于稀释尿液中的结石形成物质,从而减少结石的风险。

(2)饮食调整。

1)减少含草酸的食物摄入:如菠菜、甜菜、坚果和巧克力。

2)限制盐分摄入:高盐饮食会增加钙质在尿液中的排泄,从而增加结石的风险。

3)控制动物蛋白摄入:过多的动物蛋白摄入可能会增加尿酸和钙质在尿液中的浓度,从而增加结石的风险。

4)避免高嘌呤食物:如内脏、虾、贝类等,以减少尿酸结石的形成。

5)药物预防:根据结石的类型,医生可能会开具药物来预防结石复发。含钙结石可能需要使用噻嗪类利尿药、磷酸纤维素钠或柠檬酸钾等药物;尿酸结石可能需要使用别嘌醇或丙磺舒等药物;胱氨酸结石可能需要使用碳酸氢钠或柠檬酸钾等药物。

6)生活方式调整:保持健康体重,肥胖会增加结石的风险,因此保持健康的体重对于预防结石复发很重要。定期锻炼,适当的体育活动可以减少结石的形成,但应避免过度剧烈的运动,以免导致脱水。

7)定期检查:即使进行了治疗,患者也应定期进行尿液和血液检查,以及影像学检查,以监测尿液成分和结石形成风险。

8)遵循医嘱:医生可能会根据患者的具体情况提供个性化的预防建议,包括特定的饮食指导和药物治疗。患者应严格遵守医嘱,定期复诊。

总之,预防尿路结石复发需要综合多方面的措施,包括饮食调整、增加液体摄入、药物治疗和生活方式的改变。患者应与医生密切合作,制定适合自己的预防计划。

第三节　膀胱镜检查在前列腺疾病中的应用

1. 前列腺的神秘访客：膀胱镜的探索之旅？

在人类的身体中，有一些器官默默无闻，却承担着重要的职责，前列腺就是其中之一。它位于男性身体中，虽然体积不大，但在生殖和泌尿系统中扮演着关键角色。然而，就像其他器官一样，前列腺也可能出现问题，如前列腺炎、前列腺增生等。

在接下来的章节中，我们将一起探索膀胱镜在前列腺疾病诊断和治疗中的应用，了解这位"神秘访客"是如何帮助我们解决前列腺问题的。同时，我们还将介绍一些前列腺疾病的常见症状和预防方法，帮助大家更好地了解这一疾病，从而更有效地预防和治疗。让我们一起走进这个神奇的前列腺世界，揭开前列腺疾病的神秘面纱。

2. 什么是前列腺疾病？

前列腺疾病是指影响男性前列腺的一系列疾病。前列腺是男性特有的性腺器官，位于膀胱下方，环绕尿道。前列腺疾病包括良性和恶性疾病，常见的疾病如下。

（1）前列腺炎：前列腺炎是指前列腺的炎症性疾病。它可以由细菌感染引起，称为细菌性前列腺炎；也可以由其他原因引起，如尿液反流、性传播疾病、免疫系统问题等，称为非细菌性前列腺炎。前列腺炎可能导致尿频、尿急、排尿困难、会阴部或下腹部疼痛等症状。

1）好发人群：青壮年男性。

2）发生原因：前列腺炎通常由细菌感染引起，也可能由非细菌性因素引起，如尿液反流、性传播疾病、免疫系统问题等。

3）主要临床治疗手段。

①抗生素治疗：用于细菌性前列腺炎。

②α受体拮抗药：用于缓解症状，如尿频、尿急等。

③物理疗法：如超声波热疗，用于缓解慢性前列腺炎症状。

（2）良性前列腺增生（benign prostatic hyperplasia，BPH）：BPH是指前列腺的非癌性细胞增生，导致前列腺体积增大。这是中老年男性常见的疾病，可能会压迫尿道，引起尿流减弱、尿频、尿急、夜尿增多等症状。BPH不会转变为前列腺癌，但两者可能同时存在。

1）好发人群：中老年男性，尤其是50岁以上的男性。

2）发生原因：随着年龄的增长，男性体内的睾酮水平变化和雌激素-睾酮比例改变，导致前列腺增生。

3）主要临床治疗手段。

①药物治疗：包括α受体拮抗药和5α-还原酶抑制剂，用于缓解症状和缩小前列腺体积。

②手术治疗：如经尿道前列腺切除术（TURP）、激光前列腺切除术等，用于药物治疗无效或症状严重的情况。

（3）前列腺癌：前列腺癌是起源于前列腺上皮细胞的恶性肿瘤，是男性较常见的癌症之一。前列腺癌通常生长缓慢，可能在早期没有明显症状。随着肿瘤的生长，它可能引起排尿困难、血尿、背痛、骨痛等症状。前列腺癌的风险因素包括年龄、家族史和遗传因素。

1）好发人群：老年男性，尤其是50岁以上的男性。

2）发生原因：前列腺癌的确切原因尚不清楚，可能与遗传、激素水平、饮食习惯和环境因素有关。

3）主要临床治疗手段。

①手术治疗：如根治性前列腺切除术，适用于局部前列腺癌。

②放射治疗：包括外照射和植入放射性粒子。

③内分泌治疗：用于抑制睾酮的产生或作用，减缓癌细胞的生长。

（4）前列腺结石：前列腺结石是指发生在前列腺内的矿物质沉积，通常是

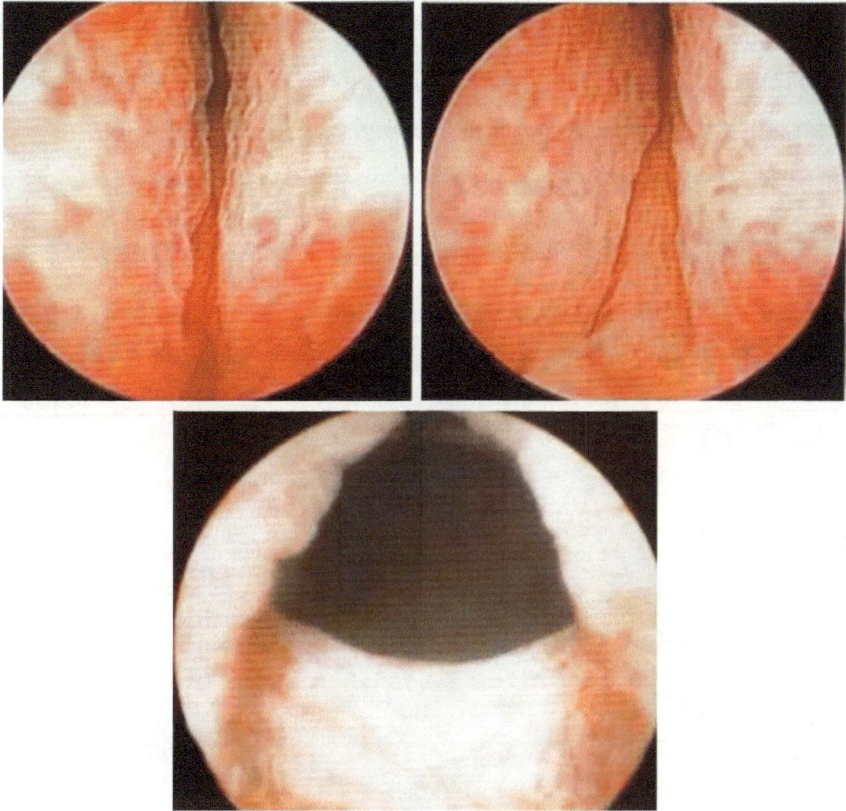

前列腺增生

钙盐。它们可能不会引起任何症状，但如果结石较大或感染，可能导致排尿困难、疼痛、尿频、尿急等症状。前列腺结石与前列腺炎和尿液反流有关，可能增加前列腺癌的检测率，但目前认为它们不会直接导致前列腺癌。

1）好发人群：40岁以上的男性。

2）发生原因：前列腺液中的钙盐和某些物质沉积形成结石，可能与前列腺炎、尿液反流或其他前列腺疾病有关。

3）主要临床治疗手段。

①药物治疗：如果结石引起感染，需使用抗生素治疗。

②手术治疗：如果结石引起严重症状或并发症，可能需要进行经尿道前列腺切除术或前列腺切开术治疗。

在治疗前列腺疾病时，医生会根据患者的具体情况提供个性化的治疗方案。对于良性前列腺增生和前列腺癌，膀胱镜检查是诊断和评估疾病严重程度的重要工具。膀胱镜可以通过尿道直接观察到前列腺的情况，对于某些良性前列腺增生患者，膀胱镜手术（如经尿道等离子前列腺切除术）也是治疗的一种方式。

经尿道等离子前列腺切除术示意图

3. 前列腺疾病有哪些临床表现？

（1）前列腺炎。

1）病史：可能有近期尿路感染史、性传播疾病史、尿道操作史（如导尿）等。

2）症状：尿频、尿急、排尿困难、会阴部或下腹部疼痛、腰痛、发热、寒战、尿液异常（如血尿或脓尿）等。

3）体征：直肠指检可能发现前列腺肿大、压痛。

4）辅助检查。

①尿液分析：白细胞、红细胞、细菌。

②前列腺特异性抗原（PSA）：可能轻度升高。

③细菌培养：确定感染细菌，以便选择合适的抗菌药物。

④超声检查：观察前列腺大小和结构。

🔊 情景导入

　　患者为 35 岁男性，有尿道操作史。自感尿频、尿急、排尿困难、会阴部疼痛。直肠指检发现前列腺肿大、压痛。尿液分析显示白细胞和红细胞增多。诊断为前列腺炎，予以口服抗生素治疗，必要时进行前列腺按摩。

（2）良性前列腺增生（BPH）。

1）病史：有进行性排尿困难病史，既往有夜间尿频、尿急的表现。

2）症状：尿流弱、尿线细、排尿等待、尿频、尿急、夜尿增多、尿不尽感等。

3）体征：直肠指检可能发现前列腺体积增大，表面光滑，质地中等。

4）辅助检查。

①尿流率：测量最大尿流率，评估尿流强度。

②PSA：辅助筛查前列腺癌。

③超声检查：评估前列腺体积和残余尿量。

④尿动力学检查：评估排尿功能和膀胱功能。

🔊 情景导入

　　患者为 70 岁男性，因进行性排尿困难、尿流弱和夜尿增多就诊。直肠指检发现前列腺体积增大。超声检查显示前列腺体积增大，残余尿量增加。诊断为良性前列腺增生，给予 α 受体拮抗药和 5α-还原酶抑制剂治疗。

（3）前列腺癌。

1）病史：可能有体重减轻、骨痛、贫血等病史。

2）症状：排尿困难、尿频、尿急、血尿、背痛、骨痛、疲劳、贫血等。

3）体征：直肠指检触诊前列腺，检查是否有硬结。晚期可能触及淋巴结肿大或转移灶。

4）辅助检查。

①PSA：为筛查前列腺癌的指标，但不是特异性的。

②影像学检查：如骨扫描、CT、MRI 检查，评估肿瘤是否转移。

③前列腺活检：通过直肠或经会阴穿刺取得组织样本，确诊本病。

情景导入

患者为 60 岁的男性，因排尿困难和血尿就诊。检查显示 PSA 升高。直肠指检触及硬结。前列腺活检确诊为前列腺癌。根据癌症分期，选择手术切除、放射治疗或激素治疗。

（4）前列腺结石。

1）常见病史：可能有前列腺炎、BPH、尿路感染等病史。

2）症状：可能无症状，或出现排尿困难、尿频、尿急、会阴部或下腹部疼痛等。

3）体征：直肠指检可能触及前列腺中的硬结。

4）辅助检查。

①KUB 平片：可能显示前列腺区的钙化影。

②超声检查：观察前列腺内的结石。

③尿液分析：检查是否有感染。

④PSA：排除前列腺癌。

情景导入

患者为 50 岁男性，因排尿困难和会阴部疼痛就诊。KUB 平片显示前列腺区有钙化影。超声检查发现前列腺内有多个小结石。诊断为前列腺结石，给予抗生素和 α 受体拮抗药治疗，以缓解症状和预防感染。

4. 膀胱镜检查在前列腺疾病治疗中有哪些应用？

膀胱镜在前列腺疾病中的应用主要涉及诊断和治疗两个方面。膀胱镜作为一种细长的仪器，通过尿道插入膀胱，可以直接观察膀胱内部和前列腺的情况。

（1）在临床上膀胱镜被推荐应用于以下前列腺疾病。

1）BPH：膀胱镜可以用来评估 BPH 的程度，检查是否有前列腺结石或肿瘤，以及评估膀胱的功能。

2）前列腺癌：膀胱镜可以帮助医生观察前列腺是否异常，如是否有肿瘤侵犯膀胱颈部，以及进行前列腺活检。

3）前列腺结石：膀胱镜可以用来观察前列腺结石的大小、数量和位置，以及是否有其他并发症。

（2）膀胱镜治疗前列腺疾病的步骤。

1）准备：患者通常需要空腹或限制饮食，以确保膀胱在检查时是空的。可能需要使用抗生素来预防感染。

2）麻醉：根据情况，可能使用局部麻醉、脊髓麻醉或全身麻醉。

3）插入膀胱镜：医生会将膀胱镜通过尿道插入膀胱。膀胱镜通常带有光源和摄像头，以便医生观察内部情况。

4）观察和操作：医生会仔细检查膀胱内部和前列腺的情况，如果需要进行治疗，如切除肿瘤或碎石，会使用相应的器械进行处理。

5）术后护理：术后患者可能需要留院观察一段时间，以确保没有并发症。医生会提供相应的疼痛缓解措施和指导如何排出碎石。

（3）膀胱镜在治疗前列腺疾病中的优势。

1）微创：膀胱镜手术是一种微创手术，不需要大切口，恢复时间较短。

2）可视化操作：医生可在直视下进行操作，精确切除肿瘤或碎石。

3）并发症风险较低：与开放手术相比，膀胱镜手术的并发症风险较低。

（4）膀胱镜在治疗前列腺疾病中的不足。

1）适用范围有限：膀胱镜主要用于诊断和治疗位于膀胱颈部和前列腺的疾病。对于前列腺内部的疾病，如前列腺癌，膀胱镜只能观察到部分情况，可能需要其他检查如 MRI 或活检来确诊。

技术要求高：膀胱镜操作需要专业的训练和经验，对医生的技术要求较高。

2)可能的并发症：虽然发生并发症风险较低，但仍可能出现出血、感染、尿道损伤等并发症。

在决定是否使用膀胱镜治疗前列腺疾病时，医生会综合考虑疾病的类型、严重程度、患者的整体健康状况以及手术风险等因素。

第四节　膀胱镜检查在膀胱憩室中的应用

1. 什么是膀胱憩室?

　　膀胱憩室是膀胱壁局部扩张形成的囊袋状结构,它们与膀胱主体相连,但与膀胱腔相通的颈部较窄。膀胱憩室可以单个或多个存在,大小不一,可以发生在膀胱的任何部位,但常见于膀胱侧壁或后壁。憩室的形成可能与膀胱壁的薄弱、膀胱内压力增高或膀胱出口梗阻有关。膀胱憩室可能导致尿潴留、感染、结石形成等病理生理改变。

　　(1)膀胱憩室的分类通常基于其发生的原因和解剖特点。

　　1)原发性膀胱憩室。

　　①定义:是膀胱壁先天性解剖薄弱导致的憩室。

　　②解剖特点:憩室壁较薄,通常与膀胱壁平滑过渡。

　　③形成原因:先天性发育异常,如膀胱壁局部缺如或肌肉层薄弱。

　　④病理生理改变:可能导致尿液潴留、感染和结石形成。

　　2)继发性膀胱憩室。

　　①定义:是膀胱出口梗阻或膀胱内压力长期增高导致的憩室。

　　②解剖特点:憩室颈部较窄,与膀胱壁分界较明显。

　　③形成原因:良性前列腺增生、神经源性膀胱、膀胱颈梗阻等导致膀胱内压力长期增高。

　　④病理生理改变:可能导致慢性尿潴留、反复感染、结石形成和膀胱功能障碍。

膀胱憩室

膀胱腔

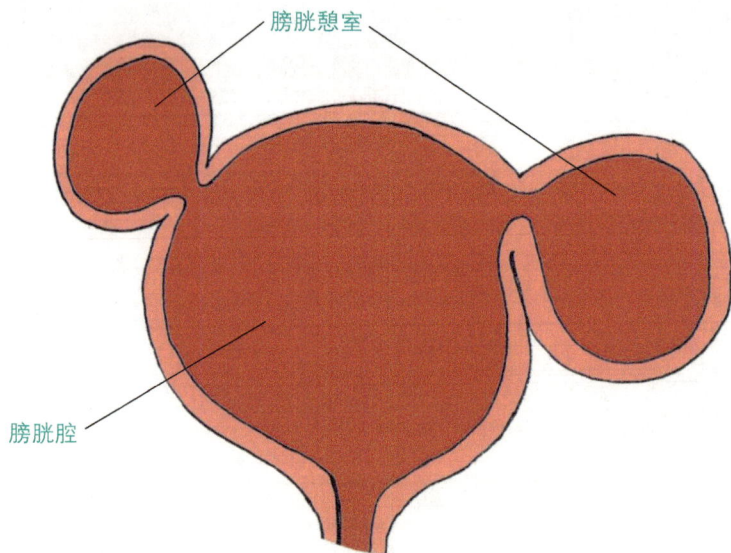

膀胱憩室示意图

（2）膀胱憩室的临床治疗方法取决于憩室的大小、症状、并发症以及患者的整体健康状况。

1）保守治疗。

①药物治疗：使用抗生素治疗感染，使用 α 受体拮抗药减轻膀胱出口梗阻的症状。

②生活方式调整：增加液体摄入，定时排尿，减轻膀胱内压力。

2）手术治疗。

①膀胱憩室切除术：对于较大的憩室或伴有并发症的憩室，可能需要进行开放性或腹腔镜手术切除。

②经尿道膀胱憩室切开术：通过膀胱镜将憩室颈部切开，扩大憩室与膀胱腔的通道，以改善尿液引流。

③膀胱颈梗阻的治疗：如果憩室是膀胱出口梗阻引起的，需要同时治疗梗阻，如经尿道前列腺切除术（TURP）。

④膀胱镜憩室电切术：使用膀胱镜和电切环切除憩室的颈部，以扩大通道。

⑤激光手术治疗：使用激光切除憩室颈部，可减少创伤和出血。

在治疗膀胱憩室时，医生会综合考虑憩室的大小、症状、并发症以及患者的整体健康状况，选择合适的治疗方法。对于无症状的小憩室，可能仅需要观察和定期检查；对于有症状或并发症的憩室，可能需要药物治疗或手术治疗。

2. 膀胱憩室有哪些临床表现？

原发性膀胱憩室和继发性膀胱憩室的临床表现有所不同，但也有一些共同点。以下是两者的详细临床表现和鉴别方法。

（1）原发性膀胱憩室。

1）病史：通常没有明显的诱发因素，可能与先天性膀胱壁发育异常有关。

2）症状：可能无症状，或有尿频、尿急、排尿困难、反复尿路感染等症状。

3）体征：体检时可能触及盆腔包块，但通常无明显阳性体征。

4）辅助检查。

①超声检查：可显示膀胱壁的局部隆起或囊袋状结构。

②膀胱镜检查：可以直接观察到憩室颈部，有时可见憩室内有结石或炎症。

③膀胱造影：可显示憩室的大小和位置，以及与膀胱腔的关系。

（2）继发性膀胱憩室。

1）病史：通常有膀胱出口梗阻的病史，如良性前列腺增生、神经源性膀胱等。

2）症状：可能有尿频、尿急、排尿困难、尿潴留、反复尿路感染等症状。

3）体征：体检时可能触及增大的膀胱或盆腔包块。

4）辅助检查。

①超声检查：可显示膀胱壁的局部隆起或囊袋状结构，以及膀胱内的残余尿量。

②膀胱镜检查：可以直接观察到憩室颈部，以及可能存在的膀胱出口梗阻。

③膀胱造影：可显示憩室的大小和位置，以及与膀胱腔的关系。

④尿流动力学检查：用于评估膀胱的功能和排尿障碍的程度。

（3）鉴别原发性膀胱憩室和继发性膀胱憩室。

1）病史：原发性膀胱憩室通常没有明显的诱发因素，而继发性膀胱憩室则有膀胱出口梗阻的病史。

2）症状：两者都可能引起尿频、尿急等症状，但继发性膀胱憩室的患者可能伴有排尿困难或尿潴留的表现。

3）体征：继发性膀胱憩室的患者可能有膀胱出口梗阻的体征，如前列腺增生。

4）辅助检查。

①超声检查和膀胱造影：可以帮助鉴别憩室的大小和位置。

②膀胱镜检查：可以观察到憩室颈部的情况，以及是否存在膀胱出口梗阻。

③尿流动力学检查：有助于评估膀胱的功能和排尿障碍的程度，对于鉴别继发性膀胱憩室尤其重要。

综合病史、症状、体征和辅助检查结果，医生可以鉴别原发性膀胱憩室和继发性膀胱憩室，并制定相应的治疗方案。

3. 膀胱的隐秘角落：膀胱镜在膀胱憩室中有哪些应用？

在人体的泌尿系统中，膀胱扮演着重要的角色，它像一个调节水库，暂时储存尿液，等到合适的时候再将尿液排出体外。然而，有时候膀胱壁上会出现一些异常的"小房间"，医学上称为膀胱憩室。这些憩室可能是先天性的，也可能是后天因素导致的，它们躲在膀胱的隐秘角落，不易被察觉，但可能会引发疼痛、尿频、尿急等问题，甚至成为细菌的藏身之处，导致感染。

那么，我们如何才能发现并处理这些隐藏在膀胱中的憩室呢？这时候，膀胱镜就成为我们的"探秘者"。通过膀胱镜，医生可以清楚地看到膀胱内部的情况，准确地判断憩室的位置、大小和数量，从而制定出最佳的治疗方案。

当然，膀胱镜的作用不仅仅局限于诊断膀胱憩室，它还可以用于治疗膀胱憩室，如通过膀胱镜进行憩室切除手术等。可以说，膀胱镜是膀胱憩室诊断和治疗的重要工具。

在接下来的章节中，我们将一起探索膀胱镜在膀胱憩室诊断和治疗中的应用，了解这位"探秘者"是如何帮助我们解决膀胱憩室问题的。同时，我们还将介绍膀胱憩室，帮助大家更好地了解这一疾病，从而更好地预防和治疗。

4.膀胱镜检查在膀胱憩室的诊断和治疗中有什么作用？

膀胱镜在膀胱憩室的诊断和治疗中扮演着重要角色。膀胱镜是诊断和治疗膀胱憩室的重要工具，可以进行憩室的观察、评估和治疗。

（1）膀胱憩室需要进行膀胱镜治疗的适应证包括以下几种。

1）症状性憩室：憩室引起明显的症状，如反复的尿路感染、尿频、尿急、排尿困难、血尿等，影响患者的生活质量。

2）憩室内结石：憩室内形成结石，导致反复感染或排尿困难。

3）憩室破裂：憩室破裂可能导致尿液外溢，引起急性感染或膀胱壁损伤。

4）憩室进行性增大：憩室增大可能导致膀胱容量减少，引起排尿障碍。

5）憩室与膀胱肿瘤相关：憩室可能与膀胱肿瘤共存，膀胱镜检查有助于评估肿瘤与憩室的关系，并可能需要同时治疗。

6）憩室伴发膀胱出口梗阻：憩室可能与膀胱出口梗阻相关，膀胱镜检查有助于评估梗阻的程度，并可能需要同时治疗梗阻。

7）憩室引起膀胱功能障碍：憩室可能导致膀胱功能异常，出现排尿中断、尿失禁等。

8）憩室引起盆腔疼痛：憩室可能引起盆腔疼痛，膀胱镜检查有助于确定疼痛的来源，并可能需要同时治疗。

9）憩室导致输尿管或肾脏功能损害：憩室可能导致尿液潴留，引起输尿管或肾脏功能损害。

10）憩室复发：憩室手术治疗后复发，需要重新评估和治疗。

在决定是否进行膀胱镜治疗时，医生会综合考虑憩室的大小、症状、并发症以及患者的整体健康状况。对于无症状的小憩室，可能仅需要观察和定期检查；对于有症状或并发症的憩室，可能需要膀胱镜检查和治疗。

（2）膀胱镜治疗膀胱憩室的步骤。

1）准备：患者通常需要空腹或限制饮食，以确保膀胱在检查时是空的。可能需要使用抗生素来预防感染。

2）麻醉：根据情况，可能使用局部麻醉、脊髓麻醉或全身麻醉。

3）插入膀胱镜：医生会将膀胱镜通过尿道插入膀胱。膀胱镜通常带有光源和摄像头，以便医生观察内部情况。

4）观察和操作：医生会仔细检查膀胱内部，如果发现憩室，会使用相应的器械进行处理。

①憩室切开术：如果憩室颈部狭窄，可能需要通过膀胱镜进行憩室切开术，以扩大通道。

②憩室切除术：对于较大的憩室或伴有并发症的憩室，可能需要进行憩室切除术。

5）术后护理：术后患者可能需要留院观察一段时间，以便预防并发症的发生，或早期发现并处理并发症。

（3）膀胱镜在治疗膀胱憩室中的优势。

1）微创：膀胱镜手术是一种微创手术，不需要大切口，恢复时间较短。

2）可视化操作：医生可在直视下进行操作，精确处理憩室。

3）并发症风险较低：与开放手术相比，膀胱镜手术的并发症风险较低。

（4）膀胱镜在治疗膀胱憩室中的不足。

1）适用范围有限：膀胱镜主要用于诊断和治疗位于膀胱颈部和膀胱内的憩室。对于憩室内部的疾病，如憩室结石，膀胱镜只能观察到部分情况，可能需要其他检查如 MRI 或活检来确诊。

2）技术要求高：膀胱镜操作需要专业的训练和经验，对医生的技术要求较高。

3）可能的并发症：虽然发生并发症风险较低，但仍可能出现出血、感染、尿道损伤等并发症。

5. 膀胱镜治疗膀胱憩室后，应该如何预防膀胱憩室复发？

膀胱憩室治疗后的预防复发策略包括以下几个方面。

（1）药物治疗：对于有感染的患者，持续使用抗生素以清除感染，预防细菌再次定植。

（2）生活方式调整。

1）增加液体摄入：确保每天足够的水分摄入，以稀释尿液，减少结石形成的风险。

2）避免高草酸食物：如菠菜、坚果等，因为这些食物会增加尿液中的草酸含量，可能导致结石。

3）避免高盐饮食：高盐饮食可能导致尿液中钙质过多，增加结石风险。

（3）定期复查：定期进行膀胱镜检查和尿液分析，以及必要的血液检查，以监测憩室和尿路的健康状况。

（4）膀胱功能训练：对于有膀胱功能障碍的患者，进行膀胱功能训练，如定时排尿和膀胱训练，以改善膀胱功能。

（5）预防感染：保持良好的个人卫生习惯，勤换内衣裤，避免尿路感染。

（6）控制原发疾病：对于继发性膀胱憩室，需要积极治疗原发疾病，如良性前列腺增生、神经源性膀胱等，以减少膀胱内压力，降低憩室复发的风险。

（7）定期复查：遵循医生的建议，定期进行复查，包括体检、尿液分析、膀胱镜检查等。

通过上述措施，可以有效预防膀胱憩室的复发。在实际操作中，医生会根据患者的具体情况和治疗后的恢复情况，制定个性化的预防计划。

第五节　膀胱镜检查在膀胱炎中的应用

1. 膀胱炎与膀胱镜?

在我们的身体中,有一个勤劳的器官,它像是一个忠诚的守卫,日夜不停地工作,它就是膀胱。膀胱负责储存我们的尿液,并在适当的时候将其排出体外。然而,当这个守卫遇到一些麻烦时,比如膀胱炎,它就可能需要一位"守护者"来帮助它恢复平静。这位"守护者"就是膀胱镜。

膀胱炎,顾名思义,就是膀胱的炎症。它可能由细菌感染、尿路结石、药物不良反应或其他泌尿系统问题引起。膀胱炎的症状包括尿频、尿急、排尿疼痛等,严重时甚至可能导致血尿和发热。这些症状就像是膀胱内燃起的一团火焰,让人坐立不安。

膀胱镜是一种可以直观观察膀胱内部情况的医疗器械,它的出现,可以说是膀胱炎的"灭火器"。通过膀胱镜,医生可以清楚地看到膀胱内部的情况,准确地判断炎症的位置、程度和性质,从而制定出最佳的治疗方案。它还可以用于治疗膀胱炎,如通过膀胱镜进行膀胱冲洗等。因此,膀胱镜是膀胱炎诊断和治疗的重要工具。

接下来,我们将一起探索膀胱镜在膀胱炎诊断和治疗中的应用,了解这位"守护者"是如何帮助我们解决膀胱炎问题的。

2. 什么是膀胱炎?

膀胱炎是泌尿系统常见的疾病之一,是指膀胱黏膜及其固有层的炎症。根据病程、病因和病理特点，膀胱炎可分为急性膀胱炎、慢性膀胱炎和间质性膀胱炎。

（1）急性膀胱炎。

1）定义：急性膀胱炎是指膀胱黏膜及其固有层的急性炎症，病程较短，通常在 6 周以内。

2）好发人群：育龄期女性、老年女性、性活跃人群。

3）发生原因：细菌感染，以大肠杆菌最为常见。

4）病理生理特点：膀胱黏膜充血、水肿、出血，表面有脓性分泌物。

5）临床上主要的治疗方法有以下几种。

①抗生素治疗：首选对革兰氏阴性杆菌有效的药物，如喹诺酮类、头孢菌素类、复方新诺明等。

②解痉止痛：可以使用阿托品、普鲁本辛等药物缓解症状。

③多饮水、勤排尿：增加尿液对膀胱的冲洗作用，有助于缓解症状。

④保持外阴部清洁：减少细菌感染的机会。

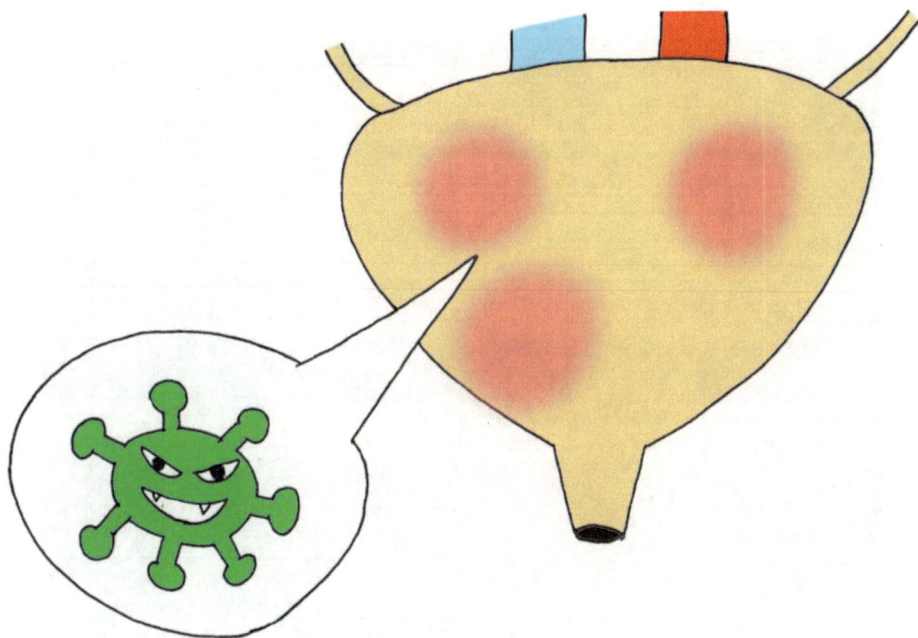

急性膀胱炎示意图

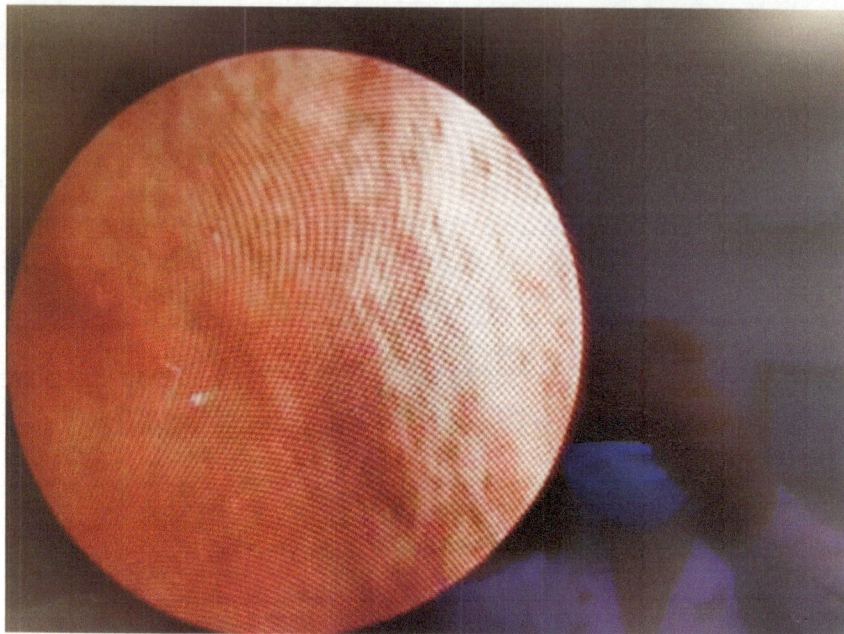

膀胱镜下的急性膀胱炎 (1)

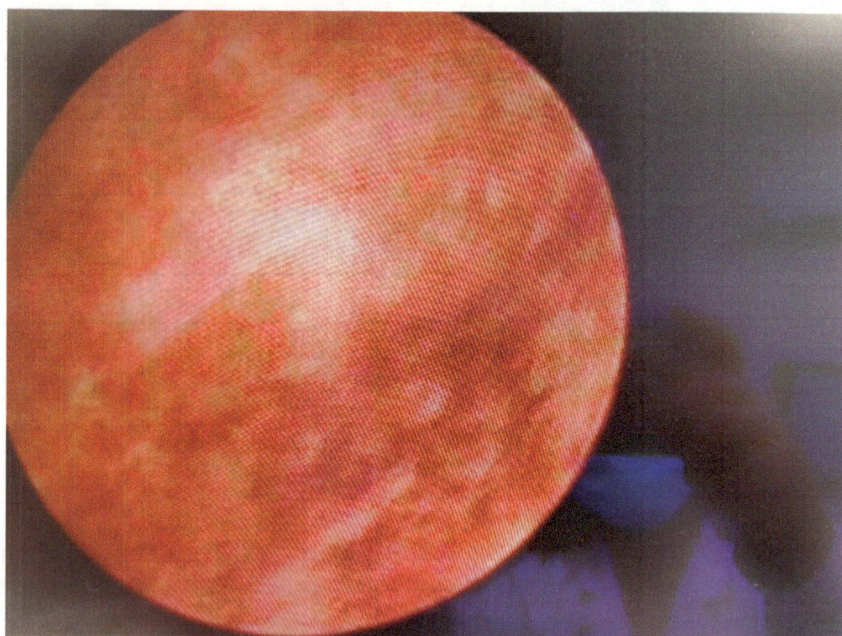

膀胱镜下的急性膀胱炎 (2)

（2）慢性膀胱炎。

1）定义：慢性膀胱炎是指膀胱黏膜及其固有层的慢性炎症，病程较长，通常在 6 周以上。

2）好发人群：女性、老年人、免疫力低下者。

3）发生原因：长期细菌感染、尿路结石、尿路梗阻、神经源性膀胱等。

4）病理生理特点：膀胱黏膜慢性充血、水肿，黏膜下有淋巴细胞、浆细胞浸润。

5）临床上主要的治疗方法有以下几种。

①抗生素治疗：根据病原菌培养和药敏试验结果选用敏感抗生素。

②去除病因：如治疗尿路结石、解除尿路梗阻、改善神经源性膀胱等。

③抗炎治疗：可以使用非甾体抗炎药、糖皮质激素等药物减轻炎症反应。

④物理治疗：如超声波、电疗、磁疗等，有助于改善局部血液循环，促进炎症吸收。

（3）间质性膀胱炎。

1）定义：间质性膀胱炎是一种原因不明的慢性膀胱炎症，以膀胱壁纤维化和慢性疼痛为主要特征。

2）好发人群：中年女性。

3）发生原因：尚不明确，可能与遗传、感染、自身免疫等因素有关。

4）病理生理特点：膀胱黏膜正常或轻度充血，黏膜下有淋巴细胞、浆细胞浸润，膀胱壁纤维化。

5）临床上主要的治疗方法有以下几种。

①药物治疗：如抗胆碱药物、抗抑郁药物、免疫抑制剂等，有助于缓解症状。

②膀胱扩张治疗：通过膀胱镜向膀胱内注入气体或液体，使膀胱扩张，有助于缓解症状。

③手术治疗：对于严重病例，可以考虑膀胱切除术或膀胱扩大术。

④其他治疗：如神经调节、生物反馈、心理治疗等，有助于提高患者的生活质量。

针对不同类型的膀胱炎，临床治疗方法各有侧重。在治疗过程中，患者需积极配合医生，遵循医嘱，注意个人卫生，保持良好的生活习惯，以促进病情康复。

3.膀胱炎有哪些临床表现?

(1)急性膀胱炎:急性膀胱炎的典型症状包括尿频、尿急、尿痛(排尿时烧灼感或疼痛)、排尿不尽感、耻骨上区不适或疼痛、尿中带血等。患者可能伴有发热、寒战、腰痛等症状。

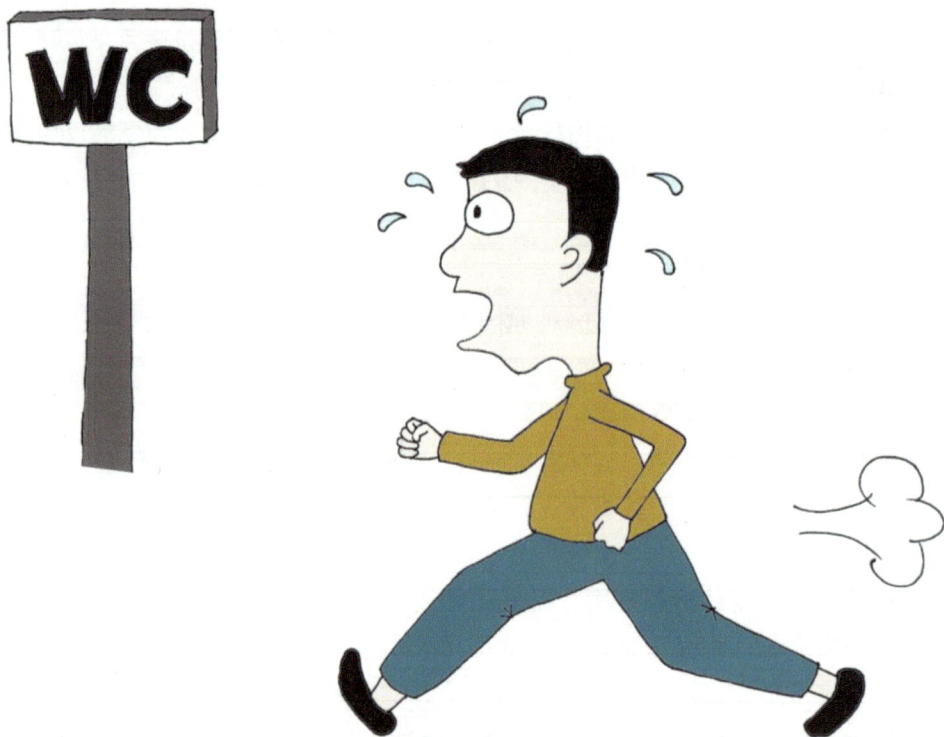

尿急、尿频

1)病史:患者通常有近期尿路感染史,女性患者可能有性交后发病的病史。

2)体征:体检时可发现耻骨上区压痛,无腹部肿块,无肾区叩击痛。

3)辅助检查:尿液分析显示白细胞尿、脓尿、血尿,尿细菌培养阳性。必要时可行膀胱镜检查,以排除其他病变。

　　患者，女性，28 岁，已婚。因尿频、尿急、尿痛伴耻骨上区不适 3 天就诊。患者自述 3 天前无明显诱因出现尿频、尿急、尿痛，每次尿量少，有排尿不尽感，尿色深黄，耻骨上区有不适感。患者体温 38 ℃，体检发现耻骨上区有压痛。尿液分析显示白细胞尿、脓尿、血尿，尿细菌培养为大肠杆菌生长。诊断为急性膀胱炎。

　　(2)慢性膀胱炎：慢性膀胱炎的症状与急性膀胱炎相似，但症状较轻，病程较长。患者可能有反复发作的尿路感染病史，伴有不同程度的尿频、尿急、尿痛、排尿困难等。

　　1)病史：患者通常有长期的尿路感染病史，可能伴有尿路结石、尿路梗阻、神经源性膀胱等基础疾病。

　　2)体征：体检时可发现耻骨上区轻度压痛，无腹部肿块，无肾区叩击痛。

　　3)辅助检查：尿液分析显示轻度白细胞尿、脓尿、偶见血尿，尿细菌培养可能阳性。膀胱镜检查有助于了解膀胱黏膜的病变情况。

　　患者，女性，45 岁，已婚。因反复尿频、尿急、尿痛 5 年，加重 1 周就诊。患者自述 5 年来尿频、尿急、尿痛症状反复发作，抗生素治疗有效，但易复发。近 1 周来症状加重，伴有排尿困难。尿液分析显示白细胞尿、脓尿，尿细菌培养为大肠杆菌生长。膀胱镜检查发现膀胱黏膜慢性充血、水肿。诊断为慢性膀胱炎。

　　(3)间质性膀胱炎：间质性膀胱炎的主要症状为慢性疼痛，包括尿频、尿急、尿痛、排尿困难等。疼痛通常在膀胱充盈时加剧，排尿后缓解。患者可能有长期的下腹部疼痛病史。

　　1)病史：患者通常有长期的下腹部疼痛病史。

　　2)体征：体检时可发现耻骨上区压痛，有时可触及肿大的膀胱。

　　3)辅助检查：尿液分析通常正常或轻度异常，尿细菌培养阴性。膀胱镜检查可发现膀胱黏膜正常或轻度充血。膀胱容量测定和膀胱内压力测定有助于诊断。

🔊 情景导入

　　患者，女性，38岁，已婚。因下腹部疼痛伴尿频、尿急、尿痛2年就诊。患者自述2年来下腹部疼痛，尿频、尿急、尿痛，疼痛在膀胱充盈时加剧，排尿后缓解。尿液分析正常，尿细菌培养阴性。膀胱镜检查发现膀胱黏膜正常。膀胱容量测定和膀胱内压力测定显示膀胱容量减少，膀胱内压力升高。诊断为间质性膀胱炎。

4.膀胱镜检查在膀胱炎中有什么作用?

　　膀胱镜在膀胱炎的诊断和治疗中起着重要作用。

　　(1)膀胱镜在膀胱炎诊断中的应用适应证：膀胱镜检查适用于疑似膀胱炎但尿液分析、尿细菌培养等无法明确诊断的情况，尤其是慢性膀胱炎和间质性膀胱炎。此外，对于反复发作的膀胱炎，膀胱镜检查有助于排除其他膀胱病变，如膀胱肿瘤、膀胱结石等。

　　(2)检查步骤：膀胱炎中的膀胱镜检查和取样是一个相对简单的过程，通常可以在门诊进行。以下是详细的操作流程。

　　1)准备工作：患者需签署知情同意书，了解膀胱镜检查的目的、过程以及可能的风险。患者可能需要接受一些准备工作，如清空肠道(对于某些膀胱镜检查)和排空膀胱。

　　2)患者准备：患者通常被要求采取截石位，即仰卧位，膝盖弯曲，双脚放在检查台上。

　　3)消毒和麻醉：医生会对患者的外阴部或会阴部进行消毒。为了减轻不适，医生可能会在尿道口周围施加局部麻醉膏，或者在尿道内注入局部麻醉药。在某些情况下，患者可能需要全身麻醉，尤其是预计检查时间较长或者患者特别紧张。

　　4)插入膀胱镜：医生会将膀胱镜插入尿道。膀胱镜通过尿道进入膀胱后，医生会调整镜头以观察膀胱内部。

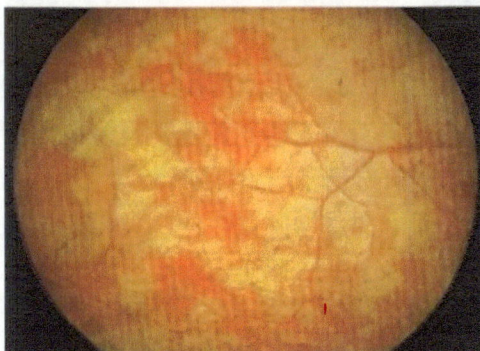
膀胱炎

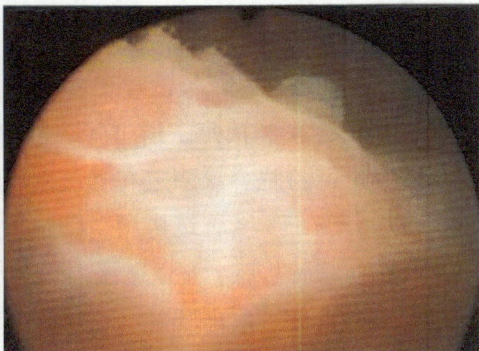
腺性膀胱炎

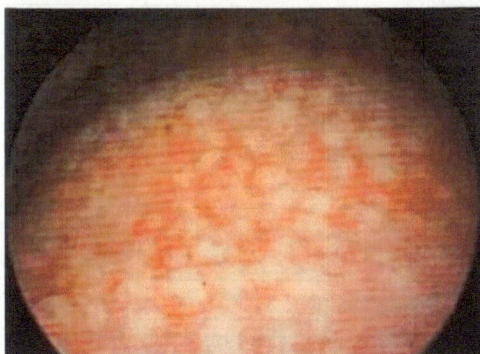
滤泡性膀胱炎

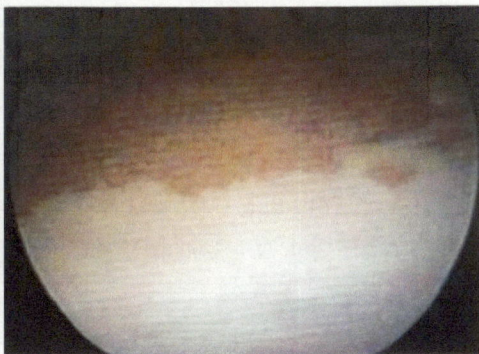
膀胱黏膜白斑

常见的膀胱炎

5）膀胱检查：医生会仔细检查膀胱的各个部位，包括膀胱壁、三角区、输尿管开口等，寻找异常情况，如炎症、结石、肿瘤等。医生可能会注入无菌盐水以扩张膀胱，以便更好地观察。

6）取样：如果在检查过程中发现异常区域，医生可能会使用膀胱镜的工具通道来取活检样本。医生会将一个小钳子通过膀胱镜插入膀胱，然后钳取一小块组织样本。取样过程可能会有轻微的不适，但通常不会很痛。

7）检查结束：检查完成后，医生会缓慢地撤出膀胱镜。患者可能会被要求留院观察一段时间，以确保没有出现并发症，如出血或感染。

膀胱镜检查和取样通常是一个短暂的过程，大多数患者可以在检查后不久恢复正常活动。然而，如果患者在检查后出现疼痛、发热、出血或其他不适，应立即联系医生。

注意事项：对于有尿道狭窄、急性膀胱炎、严重膀胱炎症等患者，需谨慎进行膀胱镜检查。

(3)膀胱镜在膀胱炎治疗中的应用：膀胱镜在膀胱炎治疗中主要用于间质性膀胱炎的诊断和治疗。通过膀胱镜检查，医生可以观察到膀胱黏膜的病变情况，同时进行膀胱容量测定和膀胱内压力测定，有助于明确诊断。

在治疗方面，膀胱镜可用于膀胱扩张治疗，通过膀胱镜向膀胱内注入气体或液体，使膀胱扩张，有助于缓解间质性膀胱炎的症状。此外，膀胱镜还可用于切除膀胱肿瘤、取出膀胱结石等手术治疗。

(4)膀胱镜在膀胱炎诊疗中的优势。

1)直观观察：膀胱镜能直接观察到膀胱内部情况，有助于明确病变部位、范围和性质。

2)精准取材：膀胱镜检查时可进行活组织检查，提高病理诊断的准确性。

3)微创治疗：膀胱镜引导下的手术治疗具有创伤小、恢复快等优点。

(5)膀胱镜在膀胱炎诊疗中的不足。

1)操作要求高：膀胱镜检查需要专业医生进行操作，对医生的技术水平有较高要求。

2)患者不适：部分患者可能在膀胱镜检查过程中出现疼痛、不适等症状。

3)并发症风险：膀胱镜检查存在一定的并发症风险，如感染、出血等。

第六节　膀胱镜检查在尿路狭窄中的应用

1. 尿路也会"堵车"?

在我们的身体中，有一个神奇的系统，它负责排出我们体内的废物，它就是泌尿系统。泌尿系统包括肾脏、输尿管、膀胱和尿道等器官，它们各司其职，共同维持着我们身体的正常运转。然而，有时候，这个系统也会遇到一些小麻烦，比如尿路狭窄。

尿路狭窄，顾名思义，就是尿道的狭窄。它可能由先天性因素、感染、外伤、炎症或其他疾病导致。尿路狭窄的症状包括排尿困难、尿流变细、尿频、尿急等，严重时甚至可能导致尿潴留和肾功能损害。这些症状就像是尿路中的一道道小关卡，阻碍了尿液的正常流通。

通过膀胱镜，医生可以清楚地看到尿道的内部情况，准确地判断狭窄的位置、程度和性质，并根据狭窄的位置和程度，选择合适的治疗方法，如药物治疗、手术治疗等。

在接下来的章节中，我们将一起探索膀胱镜在尿路狭窄诊断和治疗中的应用，了解这位"侦探"是如何帮助我们解决尿路狭窄问题的。

2. 什么是尿路狭窄?

尿路狭窄是指尿路任何部位的管腔狭窄，导致尿液流动受阻。尿路狭窄可发生在尿路的任何部位，包括肾、输尿管、膀胱、尿道。根据狭窄的部位和原因，尿路狭窄可分为以下几类。

(1)上尿路狭窄(肾盂输尿管狭窄)。

1)定义：上尿路狭窄是指肾盂与输尿管连接处或输尿管本身的狭窄。

2)好发人群：多见于中年人，无明显性别差异。

3)发生原因：先天性因素、结石、感染、手术后遗症、肿瘤、外部压迫等。

4)病理生理特点：狭窄部位以上尿路积水、扩张，肾功能受损。

5)临床上常见的治疗方法。

①药物治疗：对于感染引起的狭窄，可根据病原菌选用敏感抗生素。

②手术治疗：包括输尿管端端吻合术、输尿管膀胱吻合术，或自体组织、人工材料补片等。

③内镜治疗：经皮肾镜或输尿管镜下行狭窄扩张、激光切开等。

④支架植入：输尿管支架植入，适用于不能手术的患者。

(2)膀胱颈狭窄。

1)定义：膀胱颈狭窄是指膀胱颈部的狭窄。

2)好发人群：多见于中老年男性，可能与前列腺增生有关。

3)发生原因：先天性因素、前列腺增生、手术后遗症、感染、肿瘤等。

4)病理生理特点：排尿困难、膀胱残余尿量增多、膀胱扩张。

5)临床上常见的治疗方法。

①药物治疗：对于轻度狭窄者，可使用 α 受体拮抗药等药物缓解症状。

②手术治疗：经尿道膀胱颈切开术、膀胱颈切除术等。

③内镜治疗：经尿道膀胱镜下行狭窄扩张、激光切开等。

(3)前尿道狭窄。

1)定义：前尿道狭窄是指阴茎部尿道的狭窄。

2)好发人群：多见于青壮年男性。

3)发生原因：外伤、感染、手术后遗症、先天性因素等。

4)病理生理特点：排尿困难、尿线细、射程短、尿分叉等。

5)治疗方法。

①药物治疗：对于感染引起的狭窄，可根据病原菌选用敏感抗生素。

②手术治疗：尿道扩张术、尿道切开术、尿道成形术等。

③内镜治疗：经尿道内镜下行狭窄扩张、激光切开等。

(4)后尿道狭窄。

1)定义：后尿道狭窄是指前列腺部尿道的狭窄。

膀胱颈狭窄

2）好发人群：多见于中老年男性。

3）发生原因：外伤、感染、手术后遗症、前列腺疾病等。

4）病理生理特点：排尿困难、尿线细、射程短、尿分叉等。

5）治疗方法。

①药物治疗：对于轻度狭窄，可使用α受体拮抗药等药物缓解症状。

②手术治疗：经尿道后尿道切开术、尿道成形术等。

③内镜治疗：经尿道内镜下行狭窄扩张、激光切开等。

总之，尿路狭窄的治疗方法多样，根据狭窄部位、程度和原因选择合适的治疗方法。在治疗过程中，患者需积极配合医生，遵循医嘱，注意个人卫生，保持良好的生活习惯，以促进病情康复。

3. 尿路狭窄有哪些临床表现？

（1）上尿路狭窄：上尿路狭窄的典型症状包括腰痛、血尿、恶心、呕吐、发热等。患者可能有尿路结石、感染或手术史。

1）病史：患者通常有尿路结石、尿路感染、上尿路手术等病史。

2）体征：体检时可发现腰部叩击痛，有时可触及肿大的肾脏。

3)辅助检查：B超、CT、MRI等影像学检查可显示狭窄部位以上的尿路积水和扩张。尿路造影可明确狭窄的部位和程度。

情景导入

患者，男性，45岁，因左腰部疼痛伴血尿3天就诊。患者自述3天前无明显诱因出现左腰部疼痛，呈阵发性，伴有血尿，无尿频、尿急、尿痛。B超显示左肾积水、左输尿管上段扩张。尿路造影显示左输尿管上段狭窄。诊断为左输尿管上段狭窄。

(2)膀胱颈狭窄：膀胱颈狭窄的典型症状包括排尿困难、尿线细、尿流缓慢、尿不尽感等。患者可能有前列腺增生、感染或手术史。

1)病史：患者通常有前列腺增生、感染、手术等病史。

2)体征：体检时可发现耻骨上区轻度压痛，无腹部肿块，无肾区叩击痛。

3)辅助检查：尿液分析、B超、尿流动力学检查等。B超可显示膀胱残余尿量增多、膀胱扩张。尿流动力学检查可评估排尿功能。

情景导入

患者，男性，60岁，因排尿困难、尿线细3年就诊。患者自述3年来排尿困难，尿线细，尿流缓慢，尿不尽感。B超显示膀胱残余尿量增多、膀胱扩张。尿流动力学检查显示最大尿流率降低。结合内镜检查诊断为膀胱颈狭窄。

(3)前尿道狭窄：前尿道狭窄的典型症状包括排尿困难、尿线细、尿流缓慢、尿分叉等。患者可能有外伤、感染或手术史。

1)病史：患者通常有外伤、感染、手术等病史。

2)体征：体检时可发现阴茎部尿道压痛，尿线细，射程短。

3)辅助检查：尿道造影、尿道镜检查等。尿道造影可显示狭窄部位和程度。尿道镜检查可观察尿道内部情况。

情景导入

　　患者，男性，35 岁，因骑跨伤后排尿困难、尿线细 1 个月后就诊。患者自述 1 个月前骑跨伤后出现排尿困难，尿线细，尿流缓慢。尿道造影显示阴茎部尿道狭窄。诊断为前尿道狭窄。

　　(4)后尿道狭窄：后尿道狭窄的典型症状包括排尿困难、尿线细、尿流缓慢、尿分叉等。患者可能有外伤、感染或前列腺手术史。

　　1)病史：患者通常有外伤、感染、前列腺手术等病史。

　　2)体征：体检时可发现耻骨上区轻度压痛，无腹部肿块，无肾区叩击痛。

　　3)辅助检查：尿液分析、B 超、尿流动力学检查等。B 超可显示膀胱残余尿量增多、膀胱扩张。尿流动力学检查可评估排尿功能。

情景导入

　　患者，男性，55 岁，因前列腺切除术后排尿困难、尿线细半年就诊。患者自述半年前前列腺切除术后出现排尿困难，尿线细，尿流缓慢。B 超显示膀胱残余尿量增多、膀胱扩张。尿流动力学检查显示最大尿流率降低。结合内镜检查，诊断为后尿道狭窄。

　　在诊断和治疗过程中，患者需积极配合医生，遵循医嘱，注意个人卫生，保持良好的生活习惯，以促进病情康复。

4. 膀胱镜检查在尿路狭窄治疗中有什么应用？

　　膀胱镜在尿路狭窄的诊断和治疗中扮演着重要角色。通过膀胱镜，医生可以进行狭窄段切开、扩张、激光治疗等操作，以缓解尿路狭窄。

　　(1)尿路狭窄进行膀胱镜检查和治疗的适应证包括以下几点。

　　1)对于怀疑有膀胱颈狭窄的患者，膀胱镜检查可以帮助确定狭窄的位置和程度，同时可以进行膀胱颈切开的手术治疗。

　　2)对于前尿道狭窄或后尿道狭窄的患者，膀胱镜检查可以帮助确定狭窄的位置和程度，同时可以进行尿道扩张或尿道的激光切开治疗。

3)对于输尿管狭窄的患者，膀胱镜检查可以帮助确定狭窄的位置和程度，同时可以进行输尿管插管、输尿管镜检查或激光切开治疗。

4)对于肾盂输尿管狭窄的患者，膀胱镜检查可以帮助确定狭窄的位置和程度，同时可以进行输尿管插管、肾盂镜检查或激光切开治疗。

5)对于尿路结石引起的尿路狭窄，膀胱镜检查可以帮助确定结石的位置和大小，同时可以进行激光碎石或取石治疗。

6)对于尿路肿瘤引起的尿路狭窄，膀胱镜检查可以帮助确定肿瘤的位置和大小，同时可以进行肿瘤切除或活检治疗。

7)对于尿路炎症引起的尿路狭窄，膀胱镜检查可以帮助确定炎症的程度和范围，同时可以进行炎症冲洗或药物治疗。

（2）检查流程。

1)术前准备：患者需签署知情同意书，了解膀胱镜治疗的目的、过程以及可能的风险。患者可能需要进行一些准备工作，如清空肠道(对于某些膀胱镜治疗)和排空膀胱。根据患者的具体情况，医生可能会选择局部麻醉、脊髓麻醉或全身麻醉。

2)患者准备：患者通常取截石位，即仰卧位，膝盖弯曲，双脚放在检查台上。

3)消毒和麻醉：医生会对患者的外阴部或会阴部进行消毒。为了减轻不适，医生可能会在尿道口周围施加局部麻醉膏，或者在尿道内注入局部麻醉药。如果选择全身麻醉，患者将被给予适当的麻醉药物。

4)插入膀胱镜：医生会将膀胱镜插入尿道。膀胱镜通过尿道进入膀胱后，医生会调整镜头以观察膀胱内部和狭窄部位。

5)尿路狭窄的治疗：一旦确定了狭窄部位，医生会根据狭窄的类型和程度选择合适的治疗方法。对于尿道狭窄，可以使用膀胱镜鞘管进行扩张，或者使用激光切开狭窄部位。对于膀胱颈狭窄，可以通过膀胱镜进行膀胱颈切开术。对于输尿管狭窄，可以通过膀胱镜引导输尿管导管插入狭窄部位，然后进行扩张或激光治疗。对于肾盂输尿管狭窄，可能需要更高级的手术技术，如经皮肾镜手术。

6)治疗结束：治疗完成后，医生会缓慢地撤出膀胱镜和其他器械。患者可能会被要求留院观察一段时间，以确保没有出现并发症，如出血或感染。医生可能会予以抗生素治疗，以预防感染。

注意事项：在进行膀胱镜检查前，患者需进行充分的肠道准备，以减少肠道细菌对尿液的影响。对于有尿道狭窄、急性膀胱炎、严重膀胱炎症等患者，需谨慎进行膀胱镜检查。

(3)膀胱镜在尿路狭窄治疗中的作用：膀胱镜在尿路狭窄治疗中主要用于内镜下的手术治疗。通过膀胱镜，医生可以进行狭窄段切开、扩张、激光治疗等操作，以缓解尿路狭窄。

(4)膀胱镜在尿路狭窄诊治中的优势。

1)直观观察：膀胱镜能直接观察到尿路内部情况，有助于明确病变部位、范围和性质。

2)精准治疗：膀胱镜引导下的手术治疗具有创伤小、恢复快等优点。

3)可同时进行诊断和治疗：膀胱镜检查发现狭窄后，可以立即进行内镜下的治疗。

(5)膀胱镜在尿路狭窄诊治中的不足。

1)操作要求高：膀胱镜检查需要专业医生进行操作，对医生的技术水平有较高要求。

2)患者不适：部分患者可能在膀胱镜检查过程中出现疼痛、不适等症状。

3)并发症风险：膀胱镜检查存在一定的并发症风险，如感染、出血等。

5. 膀胱镜治疗尿路狭窄后应如何减少复发风险?

膀胱镜治疗尿路狭窄后，为了减少复发风险，可以采取以下措施。

(1)遵循医嘱进行治疗：患者应严格按照医生的指导进行治疗和术后护理，包括按时服用药物、避免过早进行体力劳动等。

(2)定期复查：患者应按照医生的建议定期进行复查，以便及时发现并处理可能出现的并发症或复发迹象。

(3)保持良好生活习惯：患者应保持良好的生活习惯，包括充足的睡眠、均衡的饮食、适量的运动等，以增强体质，降低复发风险。

(4)注意个人卫生：患者应注意个人卫生，保持外阴部清洁，避免细菌感染。

(5)减少或避免可能导致尿路狭窄复发的有害因素。

1)治疗引起尿路狭窄的原发疾病：泌尿系统结石形成和移动可能导致尿路损伤和狭窄；男性患者前列腺增生可能压迫尿道，导致尿路狭窄；神经系统疾病(如脊髓损伤、多发性硬化等)可能导致尿路功能障碍，引发狭窄；尿路感染(如肾盂肾炎、膀胱炎等)可能导致尿路黏膜炎症和纤维化，进而引起尿路狭窄。

2)停用某些药物：某些药物(如顺铂、博来霉素等)可能导致尿路损伤和狭窄。

3)治疗和控制炎症性疾病：克罗恩病、溃疡性结肠炎等炎症性疾病可能累及尿路，引起狭窄。

4)避免有害物质暴露：长期接触某些化学物质(如苯、芳香胺等)可能增加尿路狭窄的风险；长期暴露于放射性物质可能损伤尿路，导致狭窄。

(6)保持良好的心态：患者应保持良好的心态，避免过度紧张和焦虑，以利于康复。

(7)合理用药：患者在治疗过程中应合理用药，避免滥用药物，尤其是抗生素，以免产生耐药性。

(8)关注尿液变化：患者应注意观察尿液的变化，如出现血尿、脓尿等症状，应及时就医。

第七节 膀胱镜检查在肾盂癌中的应用

1.肾盂的暗影：肾盂癌的揭秘之旅！

在我们的身体中，肾脏是一个至关重要的器官，负责过滤血液中的废物和多余的水分，形成尿液，同时保持体内的水电解质平衡。肾盂则是肾脏的一个部分，它是肾脏内部的一个结构，尿液在肾脏内形成后，会暂时储存在肾盂中，然后通过输尿管流向膀胱。因此，当肾盂的健康受到威胁，比如肾盂癌的出现，我们的身体就会面临严重的挑战。

肾盂癌是一种发生在肾盂的恶性肿瘤，它可能由多种因素引起，包括长期接触某些化学物质、遗传因素等。肾盂癌的症状可能包括血尿、腰痛、体重减轻、疲劳等，这些症状可能不易被察觉，导致诊断的延误。

在本节中，我们将一起探索肾盂癌的病因病理、症状、诊断和治疗，了解这位"暗影杀手"的真实面目，并了解膀胱镜在肾盂癌的诊断和治疗中的作用。

2.什么是肾盂癌？

肾盂癌是一种起源于肾盂上皮细胞的恶性肿瘤。根据病理特点，它可以分为不同的类型，每种类型都有其特定的临床特点和治疗方法。

（1）定义：肾盂癌是指起源于肾盂上皮细胞的恶性肿瘤，它可以侵犯肾盂、肾盏、输尿管甚至膀胱。

（2）分类。

1）移行细胞癌（transitional cell carcinoma，TCC）：这是最常见的肾盂癌类

型,占肾盂癌的大多数。移行细胞癌起源于肾盂的移行上皮细胞,具有侵袭性,可能会扩散到膀胱和输尿管。

2)腺癌(adenocarcinoma):较少见,起源于肾盂的腺上皮细胞。

3)肉瘤(sarcoma):罕见,起源于肾盂的间充质细胞。

4)其他罕见类型:包括鳞状细胞癌、小细胞癌等。

(3)好发人群:肾盂癌多见于中老年人,发病年龄一般在60岁以上,男性略多于女性。移行细胞癌与吸烟、职业暴露(如接触某些化学物质)有关。

(4)风险因素:肾盂癌的确切原因尚不完全清楚,但已知的风险因素包括吸烟、长期接触某些化学物质(如芳香胺、多环芳烃)、慢性感染和炎症等。

(5)病理特点。

1)移行细胞癌:肿瘤呈乳头状或息肉状生长,细胞核异型性明显,核分裂象多见。

2)腺癌:肿瘤由腺体结构组成,细胞排列紧密,细胞核异型性明显。

3)肉瘤:肿瘤由梭形细胞或多形性细胞组成,细胞异型性明显。

(6)肾盂癌的常见临床治疗方法:治疗肾盂癌的方法取决于肿瘤的类型、分期、患者的整体健康状况和肾功能。常见治疗方法包括以下几种。

1)外科手术:根治性肾输尿管切除术(radical nephroureterectomy,RNU)是治疗肾盂癌的主要方法,通常包括切除患肾、输尿管、输尿管开口周围的膀胱壁以及区域淋巴结。对于局部肿瘤,可能采用保留肾脏的手术方法。

2)内镜手术:对于某些早期或局限性的肿瘤,可以通过膀胱镜或输尿管镜进行内镜下的切除或激光治疗。

3)化学治疗:对于晚期或转移性的肾盂癌,可能需要化疗来控制肿瘤的生长和扩散。化疗通常与手术或内镜手术联合使用。

4)放射治疗:放射治疗在肾盂癌治疗中较少使用,但对于无法手术的患者或作为减轻症状的治疗手段,放疗可能是一种选择。

5)靶向治疗和免疫治疗:这些新兴治疗方法对于特定的肾盂癌患者可能有效,尤其是对于晚期或转移性肿瘤。

在治疗肾盂癌时,医生会根据患者的具体情况制定个性化治疗方案。患者应与医疗团队密切合作,遵循医嘱,完成治疗计划,并定期进行复查和随访。

3. 肾盂癌有哪些临床表现?

　　肾盂癌的临床表现可能因肿瘤的类型、大小、位置以及是否已扩散而有所不同。

　　(1)临床表现:早期肾盂癌可能没有明显症状,但患者可能会出现尿频、尿急、尿痛等尿路刺激症状。随着肿瘤的生长,患者可能出现血尿,尤其是间歇性无痛性血尿,这通常是肾盂癌的典型症状。此外,患者可能伴有腰部疼痛、腰腹部肿块、发热、恶心、呕吐等全身症状。晚期肾盂癌可能出现转移症状,如骨痛、咳嗽、胸痛等。

　　(2)病史特点:患者可能有不规则的泌尿系统症状史,如血尿、腰痛等。患者可能有吸烟、接触化学物质等肾盂癌风险因素的病史。

　　(3)体征。

　　1)腰部叩击痛:体检时,医生可能发现腰部有叩击痛。

　　2)腰腹部肿块:在肿瘤较大时,医生可能触及腰腹部肿块。

　　(4)辅助检查。

　　1)尿液分析:可能显示红细胞尿或隐血。

　　2)超声检查:可能显示肾脏肿大、肾盂积水或肾盂占位性病变。

　　3)CT 或 MRI 检查:可能显示肾脏肿大、肾盂占位性病变、肾盂积水或肾周浸润。

　　4)肾盂镜检查:可直接观察肾盂内肿瘤,并进行活检。

　　5)血液肿瘤标志物:如 CA125、CEA 等,可能升高。

🔊 情景导入

　　患者,男性,65 岁,间歇性无痛性血尿 2 个月后就诊。患者自述 2 个月前无明显诱因出现间歇性无痛性血尿,每次尿量正常,无尿频、尿急、尿痛。体检发现腰部叩击痛,无腹部肿块。尿液分析显示隐血。超声检查显示右肾肿大、肾盂积水。CT 检查显示右肾盂占位性病变,肾周浸润。肾盂镜检查发现右肾盂内肿瘤,活检病理确诊为移行细胞癌。诊断为右肾盂癌。

4. 膀胱镜检查在肾盂癌诊断治疗中有什么应用？

　　膀胱镜在肾盂癌的诊疗中主要用于检查和内镜下的手术治疗，如肾盂镜检查和激光治疗等。通过膀胱镜，医生可以进行肿瘤切除、激光治疗等操作，以缓解肾盂癌的症状。

　　（1）肾盂癌行膀胱镜的适应证。

　　1）患者出现血尿、腰部疼痛、尿路刺激症状（如尿频、尿急、尿痛）等，需要进一步明确诊断。

　　2）影像学检查发现肾盂占位性病变：超声、CT、MRI 等影像学检查发现肾盂或输尿管有占位性病变，需要进一步明确病变性质。

　　3）肾盂癌术后随访：肾盂癌患者术后，需要定期进行膀胱镜检查，以监测肾盂、输尿管、膀胱内是否有复发或转移。

　　4）肾盂癌综合治疗后评估：肾盂癌患者接受放疗、化疗等综合治疗后，需要进行膀胱镜检查，评估治疗效果。

　　5）肾盂癌相关并发症：肾盂癌患者出现尿路梗阻、感染等并发症时，需要进行膀胱镜检查以明确病因。

　　6）辅助治疗：对于已经接受过其他治疗（如手术、放疗、化疗等）的肾盂癌患者，如果出现了复发的迹象，膀胱镜可以作为辅助治疗手段，进行肿瘤的切除或治疗。

　　（2）检查流程。

　　1）术前准备：患者需签署知情同意书，了解经膀胱镜检查肾盂癌的目的、过程以及可能的风险。患者可能需要进行一些准备工作，如肠道准备和排空膀胱。根据患者的具体情况，医生可能会选择局部麻醉、脊髓麻醉或全身麻醉。

　　2）患者准备：患者通常取截石位，即仰卧位，膝盖弯曲，双脚放在检查台上。

　　3）消毒和麻醉：医生会对患者的外阴部或会阴部进行消毒，并进行麻醉。

　　4）插入膀胱镜：医生会将膀胱镜（一个细长的、柔软的、带有镜头和光源的管子）插入尿道。膀胱镜通过尿道进入膀胱，医生会调整镜头以观察膀胱内部和输尿管开口。

5）肾盂镜检查：一旦膀胱镜进入膀胱，医生会调整膀胱镜的位置，将肾盂镜通过膀胱镜经输尿管口进入肾盂。在肾盂内，医生会使用肾盂镜进行检查，观察肾盂内的情况。

6）取样和活检：如果医生在肾盂内发现肿瘤或其他异常情况，可能会进行取样或活检。取样或活检可以帮助确定肿瘤的类型和恶性程度。

7）治疗结束：检查完成后，医生会缓慢地撤出膀胱镜和其他器械。患者可能会被要求留院观察一段时间，以确保没有出现并发症，如出血或感染。医生可能会予以抗生素治疗，以预防感染。

（3）膀胱镜在肾盂癌诊治中的优势。

1）直观观察：膀胱镜能直接观察到肾盂和膀胱内部情况，有助于明确病变部位、范围和性质。

2）精准治疗：膀胱镜引导下的手术治疗具有创伤小、恢复快等优点。

3）可同时进行诊断和治疗：膀胱镜检查发现肾盂癌后，可以立即进行内镜下的治疗。

（4）膀胱镜在肾盂癌诊治中的不足。

1）操作要求高：膀胱镜检查需要专业医生进行操作，对医生的技术水平有较高要求。

2）患者不适：部分患者可能在膀胱镜检查过程中出现疼痛、不适等症状。

3）并发症风险：膀胱镜检查存在一定的并发症风险，如感染、出血等。

第 三 章

膀胱镜检查的
术前准备与麻醉

膀胱镜检查是一种以明确诊断和治疗疾病为目的的侵入性手术。常用于明确膀胱病变、进行病变组织活检、取出异物、DJ 管的插入与取出，以及上尿路逆行造影等。然而，术后引起的相关并发症，严重影响患者的生活质量。患者通常惧怕疼痛，且术后血尿和感染等带来的不适，使患者产生焦虑、抑郁等负性情绪，从而影响患者的依从性和术后并发症的防治。膀胱镜是一种用来检查尿道、膀胱疾病且可进行初步诊断、治疗的重要内镜，说它是泌尿外科医生的"第三只眼睛"一点也不为过。

第一节　膀胱镜检查的局部麻醉是什么样的？

1.局部麻醉通常使用什么药物？

（1）利多卡因：这是一种常用的局部麻醉药，具有起效快、作用时间长、不良反应小等特点。利多卡因可以局部应用于皮肤和黏膜，也可以通过注射给药。

（2）布比卡因：与利多卡因相比，布比卡因的作用时间更长，适用于需要较长时间麻醉的患者。

（3）普鲁卡因：这是一种较老的局部麻醉药，作用时间较短，适用于短时间的检查。

对于不同年龄层的患者，医生会根据他们的身体状况和药物代谢情况选择合适的局部麻醉药物。

2.局部麻醉有哪些方式？

（1）表面麻醉：将局部麻醉药膏或喷雾剂涂抹在尿道口，通过黏膜吸收产生麻醉效果。

（2）浸润麻醉：将局部麻醉药注射到尿道周围的组织，使局部产生麻醉效果。

（3）神经阻滞麻醉：通过注射局部麻醉药到会阴部的神经丛，使下半身产生麻醉效果。

3. 局部麻醉效果如何？

　　在医生的专业操作下，局部麻醉药物会迅速发挥作用。然而，由于每个人的疼痛阈值和对麻醉药物的敏感程度不同，部分患者在检查过程中可能会感到轻微不适。总体来说，局部麻醉可以帮助患者轻松度过膀胱镜检查。

第二节　无痛膀胱镜，你我知多少

1. 膀胱镜检查痛吗？可以打无痛的吗？

膀胱镜经过尿道时患者会有一定的痛感，目前临床上常采用表面麻醉的方式来减轻患者的痛苦。在做检查前，医生会先往尿道里面注入一些麻醉药物，这些麻醉药物部分被尿道黏膜吸收，从而在局部起到降低痛感的作用。不少患者认为膀胱镜检查会影响性功能，实际上膀胱镜检查不会损伤性能力，患者可以选择无痛的方式进行检查，以缓解焦虑紧张的情绪。

膀胱镜检查？

从哪儿进去？

一定很痛苦吧？

2. 做无痛膀胱镜，有风险吗？

　　做无痛膀胱镜时，麻醉医生和麻醉护士会全程陪伴在患者的身边。在患者麻醉前，医护人员会评估患者的基本情况，包括过敏史、用药史、既往病史等。如无特殊，才会立即为患者连接心电监护，并确保维持呼吸道通畅的仪器处于完好备用状态。同时，此操作中使用的药物为丙泊酚，它是临床上应用最为广泛的静脉麻醉药，其在机体内很快就会经肝脏、肾脏代谢完，患者可以完全苏醒，不会引起噩梦和幻觉等精神症状。

第三节　无痛膀胱镜检查准备"你我他"

1. 患者要做哪些准备？

（1）检查前三天应多喝水，以达到冲洗膀胱的作用。

（2）检查前三天禁止性生活。女性月经期不能行此项检查。

（3）检查前一天晚上必须洗澡，更换内衣裤。

（4）进入膀胱镜室检查前应将尿液排空。

（5）膀胱镜检查尽量不与其他检查同一天进行。

（6）有服用抗凝药（如阿司匹林、华法林、波立维等）的，请务必告知医生，一般需停药一周再行检查。能否停药请询问主诊医生。

（7）检查前如出现发热、腹痛等症状，需推迟检查时间。

2. 医生要做哪些准备？

（1）告知麻醉方式，大多数患者可以在局部麻醉下完成检查，但个别患者需要在静脉全身麻醉下进行膀胱镜检查。全身麻醉的患者在检查前需要禁饮禁食一段时间。

（2）告知患者需要请一位家属陪同。由于膀胱镜检查不需要住院，检查结束后需要由家属陪患者回家。

（3）告知患者认真清洗外阴，保证外阴清洁。进检查室前，排空大小便。

3. 检查前要做哪些准备？

检查前，医生可能会根据病情安排患者先做一些检查，例如：

(1)尿常规检查。

(2)B超检查(以排除泌尿系统急性炎症、膀胱挛缩等不能做膀胱镜检查的情况)。

(3)血常规。

(4)肝肾功能。

(5)凝血功能。

(6)输血前四项(乙肝、丙肝、艾滋、梅毒)。

第四节　无痛膀胱镜检查，让患者不再谈"镜"色变

无痛膀胱镜是指在做膀胱镜检查前对患者实施麻醉，以减少检查时间，减轻患者痛苦。

✚ 1. 无痛膀胱镜的优点有哪些？

（1）无痛检查的全过程中，患者无任何痛苦的感觉。

（2）时间短、效率高。取活检病理、治疗、置入或拔出双 J 管均可于麻醉期间完成。

（3）损伤小。由于患者完全放松，配合治疗，所以不会出现由挣扎导致的尿道黏膜损伤，检查者也能充分了解病变部位而且无检查死角。

（4）更容易耐受。一些身体状况较差的患者也可耐受，且全程有监护系统的配合。

> 放心吧，无痛膀胱镜检查不疼的

2. 无痛膀胱镜检查和普通膀胱镜检查有什么区别?

普通膀胱镜检查可能会引起不适、疼痛,而无痛膀胱镜一般无明显痛苦,具有安全、相对无痛、创伤小、效率高和准确性高等优点。

(1)普通膀胱镜:以前采用的传统硬镜检查比较痛苦,现在采用可屈性软镜进行探查,故大部分患者仅需通过局部麻醉就可以完成检查。

(2)无痛膀胱镜:采取全身麻醉的方式。通过吸入麻醉和静脉麻醉等复合麻醉手段,患者可以在麻醉状态下进行检查。此法相对安全,痛苦小,可以使患者处于完全放松的状态。

3. 哪些人不适合做无痛膀胱镜检查?

(1)急性呼吸道感染、肺炎、慢性阻塞性肺气肿、哮喘急性发作期、阻塞性睡眠呼吸暂停综合征的患者。

(2)心肺功能不全、心脏衰竭、心肌梗死、肺气肿、慢性阻塞性肺疾病的患者一般不适合做无痛检查。

(3)严重过敏体质的患者,尤其是对麻醉镇静药物过敏者。

4. 无痛膀胱镜检查前应该如何应对?

(1)心理准备:绝大多数患者对膀胱镜检查有紧张、恐惧心理,医护人员应耐心细致地向患者讲解无痛膀胱镜检查的全过程及麻醉方式,列举相似成功病例进行宣教,与患者进行交谈,耐心解答患者提出的问题,说明膀胱镜检查对泌尿系统疾病诊断的必要性和不可替代性。交谈时态度要和蔼,语言要诚恳,语调要亲切,以消除患者的顾虑,引导患者积极配合检查。

(2)医护人员需要充分了解患者的病史,确认患者术前6小时是否禁饮食,了解患者重要器官的功能状态,做到心中有数。

(3)工具准备:常规膀胱镜检查器械,如硬式膀胱尿道镜、活检钳、异物钳、光纤线等需用低温的等离子消毒;检查相关物品,如冷光源、麻醉润滑剂、氧气、生理盐水、动态心电监护设备、氧气、抢救药品、物品等，以保证患者安全；嘱患者检查前排小便，以便医生能准确地测量残余尿量。

（4）环境适宜尤为重要：保持检查环境安静、整洁，将室内温度调为 22～25 ℃，湿度为 40%～60%，使患者感觉舒适。

（5）膀胱镜检查中患者需取截石位：搀扶患者上检查台，协助患者取合适体位，以避免不必要的暴露和着凉，使患者平躺，两腿分开并抬高。患者应尽量放松情绪（可以采用转移注意力的方法），配合医生检查。此外，医护人员需为患者连接好监护及供氧设备，建立静脉通道。

5. 无痛膀胱镜检查中医护人员守护永跟随！

严密监测患者生命体征，将患者摆放在截石位，腿架垫棉垫或软垫，使两腿充分抬高并外展 45°～55°，并固定。打开机器电源开关，将冷光源亮度调为 10%～20%，连接好镜头及光源线，调节白平衡，连接膀胱镜灌注管。检查开始时，应关闭手术间的无影灯，保持房间昏暗，以便医生能够更好地进行操作。

注意事项：灌注管内不能有气泡，以免进入膀胱影响医生的视野。

6. 无痛膀胱镜检查后需要注意些什么？

检查结束后，将腿架拆除，让患者两腿先后放平，然后缓慢起身下床，避免因体位突然改变引起低血压。患者应注意保暖，需在检查室外休息观察，无不适后方可离开。协助患者穿好衣服，观察 20～30 分钟，无不适后交由家属陪同离院，若为住院患者则送回病房。嘱患者 24 小时内不能骑车或剧烈活动，检查后两天内不饮酒，不食用刺激性、辛辣食物，检查后多饮水（24 小时饮水 2500～3000 毫升）。如有轻微血尿不要紧张，主要是尿道黏膜损伤所致，一般会自行停止。部分患者排尿时有灼痛，多饮水后症状可缓解，一般不需要服用镇痛药物。如有发热、腹痛、持续血尿等症状时，请及时复诊。

第 四 章

膀胱镜检查

第一节　膀胱镜检查的概述

1. 膀胱镜检查时，患者如何做好体位管理？

患者需先排空膀胱，取膀胱截石位。患者上身平躺或者头部稍微垫高，两髋屈曲外展，两腿放在检查台的下肢架上，臀部与检查台边缘平齐。该体位是软性和硬性膀胱镜最常用的检查体位，通过将腿置于截石位置，可以增加返回胸部区域的静脉血流，促进静脉回流胸腔，这也降低了患者的肺活量和顺应性，对于有严重心肺功能损害的患者意义重大。如体位过于突出台面，易使尿道紧张。

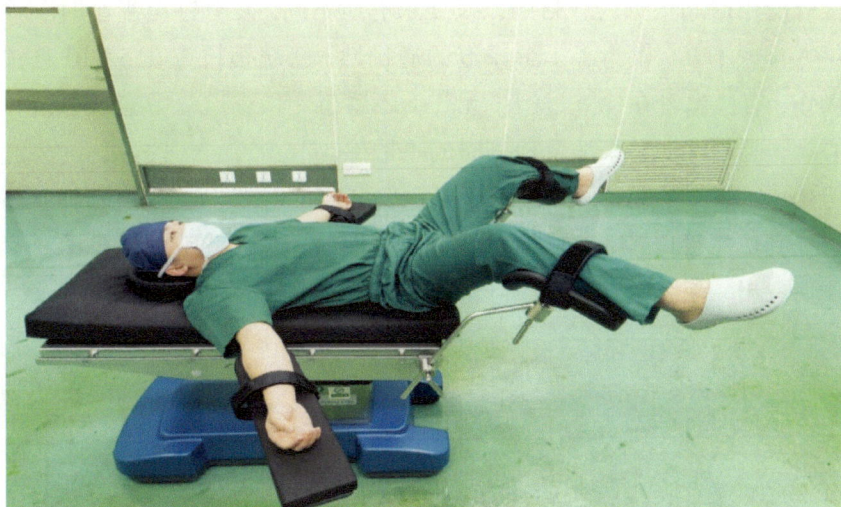

来源：由中南大学出版社出版的《麻醉专科护理学》。

截石位

对于部分体弱或者肢体活动困难的患者，无法摆合适的截石位。在这种情况下，如果有软膀胱镜，可以采取仰卧位、侧卧位等一些特殊体位。但这些特殊体位仅限于软膀胱镜，硬膀胱镜难以完成此项检查。

2. 膀胱镜检查中需要监测什么指标?

（1）患者的生命体征，包括收缩压、舒张压、心率、脉搏、血氧饱和度。

（2）患者的疼痛感。

（3）患者膀胱充盈情况。膀胱充盈后可放出里面的液体，通过量杯测量膀胱容量。

（4）置管、拔管、活检后的患者需观察输尿管喷尿及膀胱内出血情况。

（5）男性患者在退镜时需观察尿道及前列腺的情况。

（6）无痛膀胱镜检查时注意观察麻醉后的不良反应，如恶心、呕吐、呼吸抑制、术中知晓情况等。

3. 做膀胱镜检查需要多久时间?

检查所用时间根据检查目的以及要求有所不同，几分钟至半小时不等。如果老年人排尿不畅，仅为了了解尿道的通畅性，膀胱镜检查在 5~10 分钟内可完成操作，有些患者在检查过程中无任何不适感。检查过程中应该保持一个放松的心态，避免过度紧张加重检查时的不适感。

但是，如果需要在膀胱镜下取出输尿管异物或者双 J 管，操作时间会较长。这需要找到输尿管口，明确目标后应用适当器械，通过特殊腔道将双 J 管或异物夹住后取出。

第二节　膀胱镜检查的并发症

1. 膀胱镜术后感染是什么？该怎么处理？

膀胱镜术后感染是指术后在膀胱或尿路中发生的感染。这些感染可能由细菌、真菌或病毒引起，其中细菌感染最为常见。

（1）常见的病原体及其特点。

1）细菌。

①大肠杆菌：为最常见的病原体，通常存在于肠道中，可引起膀胱炎和肾盂肾炎。

②肺炎克雷伯菌：通常存在于肠道和呼吸道，可引起尿路感染。

③金黄色葡萄球菌：可引起皮肤和软组织感染，严重时可导致血液感染。

2）真菌。

白念珠菌：为最常见的真菌病原体，可引起念珠菌性尿路感染。

3）病毒。

腺病毒：可引起膀胱炎和尿道炎。

（2）患者的症状和体征。

1）膀胱感染（膀胱炎）。

①尿频、尿急、尿痛。

②血尿。

③下腹部疼痛或不适。

2）肾盂肾炎。

①发热、寒战。

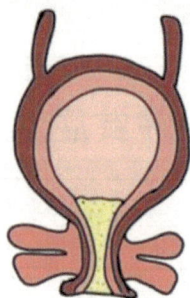

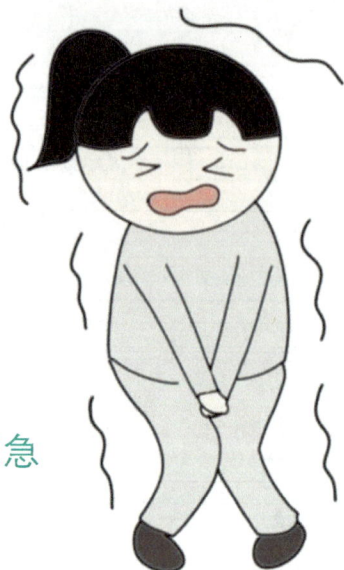

尿痛、尿频、尿急

尿路感染的常见症状

②腰痛或肋脊角压痛。

③恶心、呕吐。

3) 血液感染(菌血症或败血症)：败血症是一种严重的全身性感染，当细菌进入血液循环并繁殖时，可能会导致败血症。膀胱镜术后，如果细菌通过手术伤口或尿路进入血液循环，患者可能会发生败血症。以下是败血症的一些可能的症状和体征。

①发热：患者可能会出现高热，体温超过 38.5 ℃。

②寒战：患者可能会出现寒战，伴随体温升高。

③呼吸急促：患者可能会出现呼吸困难或呼吸急促，这是败血症引起的全身炎症反应所导致的。

④心动过速：患者可能会出现心动过速，这是身体对感染的一种反应。

⑤血压下降：败血症可能导致血压下降，患者可能会出现低血压。

⑥意识模糊：患者可能会出现意识模糊、混乱或昏迷，这是败血症引起的脑部损伤所致。

⑦皮疹：患者可能会出现皮疹，通常是弥漫性的、红色的皮疹，称为瘀点

或瘀斑。

⑧关节疼痛：患者可能会出现关节疼痛或肌肉疼痛，这是全身炎症反应的一部分。

⑨恶心和呕吐：患者可能会出现恶心和呕吐，这是败血症引起的消化系统问题。

⑩腹泻：患者可能会出现腹泻，这是由于败血症引起的消化系统问题。

⑪尿量减少：患者可能会出现尿量减少，这是由败血症导致的肾脏损伤。

⑫呼吸困难：患者可能会出现呼吸困难，这是由败血症引起的肺部炎症。

（3）辅助检查结果。

1）尿液分析。

①白细胞增多。

②红细胞增多（血尿）。

③出现脓细胞。

2）尿培养。

可鉴定病原体种类和药敏试验。

（4）指南推荐用药及这些药物的特点。

1）抗生素。

①喹诺酮类（如环丙沙星）：广谱抗菌，对大多数革兰氏阴性菌有效。

②头孢菌素类（如头孢克肟）：对多种革兰氏阴性菌和某些革兰氏阳性菌有效。

③磺胺类（如复方新诺明）：对大肠杆菌等革兰氏阴性菌有效。

2）抗真菌药物。

氟康唑：广谱抗真菌，对念珠菌等真菌有效。

（5）药物可能带来的不良反应。

1）抗生素。

①消化系统：恶心、呕吐、腹泻。

②过敏反应：皮疹、荨麻疹。

③肝肾功能损害。

2）抗真菌药物。

①消化系统：恶心、呕吐。

②过敏反应：皮疹、荨麻疹。

(6) 如何选择药物?

1) 根据尿培养和药敏试验结果选择敏感药物。

2) 注意药物的不良反应,遵循医生指导,按照处方用药。

3) 如出现不良反应,应及时就诊,根据医生建议调整药物或剂量。

4) 注意饮食和生活习惯,保持良好的个人卫生,避免过度劳累。

2. 膀胱镜术后出血是怎么回事? 该怎么处理?

膀胱镜术后的尿道或膀胱出血是一种较为常见的并发症,其发生可能与手术过程中的损伤、术后感染或其他因素有关。

(1) 常见的出血原因。

1) 手术过程中的损伤:如导管插入、切除组织等可能导致尿道或膀胱壁损伤。

2) 感染:感染可能导致局部炎症,增加出血风险。

3) 抗凝药物:术后使用抗凝药物可能增加出血风险。

(2) 出血部位。

1) 尿道出血:尿道内出血,可能发生在尿道口或尿道内。

2) 膀胱出血:膀胱内出血,通常发生在膀胱壁。

(3) 患者的症状和体征可以帮助鉴别出血位置。

1) 尿道出血。

① 尿道口出血:表现为尿道口有血液流出。

② 尿道内出血:表现为血尿,尿液呈红色或粉红色。

2) 膀胱出血。

① 血尿:尿液呈红色或粉红色。

② 膀胱区疼痛:出血导致膀胱内压力增高。

(4) 辅助检查。

1) 尿液分析:显示红细胞计数增多,提示血尿。

2) 尿道或膀胱造影:评估尿道或膀胱的出血部位和严重程度。

(5) 目前指南推荐的处理方法。

1) 观察和监测:密切观察患者的出血情况,监测生命体征。

2）药物治疗：使用止血药物，如氨甲环酸。

3）输血：根据患者的出血量和生命体征，必要时进行输血治疗。

4）手术干预：如出血严重，可能需要进行手术止血。

情景导入

　　患者，男性，50岁，膀胱镜术后的第二天出现血尿，尿液呈红色。他没有其他明显的疾病史，术前也没有出血症状。

　　请注意，实际的诊断、处理和患者管理应根据患者的具体情况和医生的专业判断进行。如果出现类似症状，请务必寻求医疗帮助。

3.膀胱镜术后尿道损伤是什么？该怎么处理？

　　膀胱镜术后的尿道损伤是一种较为常见的并发症，其发生可能与手术过程中的操作不当、器械使用或患者个体差异有关。膀胱镜插入过程中可能会损伤尿道，导致尿道疼痛、出血或尿流受阻。

　　（1）常见的损伤原因。

　　1）手术过程中的操作不当：如导管插入过快或过猛，导致尿道损伤。

　　2）器械使用：使用不当的器械或器械质量问题可能导致尿道损伤。

　　3）患者个体差异：部分患者因尿道解剖结构异常，更容易发生损伤。

　　（2）损伤部位：尿道损伤可能发生在尿道的任何部位，包括尿道口、尿道海绵体、尿道膜部等。

　　（3）患者的症状和体征。

　　1）尿道疼痛：患者可能会出现尿道疼痛，尤其是在排尿时。

　　2）排尿困难：患者可能会出现排尿困难，表现为尿流变细、中断或排尿不畅。

　　3）血尿：患者可能会出现血尿，尿液呈红色或粉红色。

　　4）尿道分泌物：患者可能会出现尿道分泌物，如脓性分泌物。

　　（4）辅助检查。

　　1）尿液分析：显示红细胞计数增多，提示血尿。

　　2）尿道超声或CT检查：评估尿道损伤的部位和严重程度。

（5）目前指南推荐的处理方法。

1）观察和监测：密切观察患者的尿道损伤情况，监测生命体征。

2）药物治疗：使用抗生素预防感染，如头孢克肟。

3）物理治疗：如尿道按摩、热敷等，以促进尿道损伤的愈合。

4）手术干预：如损伤严重，可能需要进行手术修复。

🔊 **情景导入**

患者，男性，45岁，膀胱镜术后的第二天出现排尿困难、尿道疼痛和血尿。他没有其他明显的疾病史，术前也没有尿道损伤症状。

4.膀胱穿孔是什么？该怎么处理?

膀胱镜术后的膀胱穿孔是一种较为严重的并发症，其发生可能与手术过程中的操作不当、器械使用或患者个体差异有关。膀胱镜操作过程中可能会意外穿透膀胱壁，导致尿液泄漏到周围组织。这可能是严重的并发症，需要立即处理。

（1）常见的穿孔原因。

1）手术过程中的操作不当：如导管插入过快或过猛，导致膀胱壁损伤。

2）器械使用：使用不当的器械或器械质量问题可能导致膀胱穿孔。

3）患者个体差异：部分患者因膀胱壁薄弱或存在病变，更容易发生穿孔。

（2）穿孔部位：膀胱穿孔可能发生在膀胱的任何部位，包括膀胱三角区、膀胱壁等。

（3）患者的症状和体征。

1）腹部疼痛：患者可能会出现明显的腹部疼痛。

2）发热：可能伴有发热，提示感染。

3）血尿：尿液呈红色或粉红色，提示出血。

4）腹部肿胀：由于积液或感染导致的腹部肿胀。

（4）辅助检查。

1）尿液分析：显示红细胞计数增多，提示血尿。

2）腹部超声或 CT 检查：评估膀胱穿孔的部位和严重程度。

（5）目前指南推荐的处理方法。

1）保守治疗：对于轻微的膀胱穿孔，可以采取保守治疗，包括抗生素预防感染、密切观察患者的症状和体征。

2）手术治疗：对于严重的膀胱穿孔，可能需要进行手术修补。

3）引流：对于有积液的病例，可能需要放置引流管。

5. 尿道狭窄是什么？该怎么处理？

膀胱镜术后的尿道狭窄是一种较为常见的并发症，其发生可能与手术过程中的操作不当、器械使用或患者个体差异有关。长期尿道损伤或炎症可能导致尿道狭窄，引起排尿困难。

（1）常见的狭窄原因。

1）手术过程中的操作不当：如导管插入过快或过猛，导致尿道损伤。

2）器械使用：使用不当的器械或器械质量问题可能导致尿道损伤。

3）感染：感染可能导致局部炎症，进而引起尿道狭窄。

（2）狭窄部位：尿道狭窄可能发生在尿道的任何部位，包括尿道外括约肌、尿道海绵体等。

（3）患者的症状和体征。

1）排尿困难：患者可能会出现排尿困难，表现为尿流变细、中断或排尿不畅。

2）尿流速度减慢：患者可能会感觉到尿流速度减慢。

3）尿潴留：部分患者可能出现尿潴留，需要导尿治疗。

（4）辅助检查。

1）尿道超声或 CT 检查：评估尿道狭窄的部位和严重程度。

2）尿流动力学检查：评估尿道的功能状态。

（5）目前指南推荐的处理方法。

1）保守治疗：包括药物治疗和物理治疗，如使用扩张器进行尿道扩张，以缓解症状。

2）手术治疗：对于严重的尿道狭窄，可能需要进行尿道成形术或尿道重建术。

6.膀胱结石是什么？该怎么处理？

膀胱镜术后的结石形成是一种较为少见的并发症，其发生可能与手术过程中的操作、术后药物使用或患者个体差异有关。

（1）常见的结石形成原因。

1）手术过程中的操作：如导管插入、组织切除等可能导致局部损伤，增加结石形成的风险。

2）术后药物使用：某些药物如抗生素可能增加结石形成的风险。

3）患者个体差异：部分患者可能因代谢异常、尿液 pH 改变等因素更容易形成结石。

（2）结石形成部位：膀胱镜术后，结石可能在膀胱内形成，尤其是在手术部位附近。

（3）患者的症状和体征。

1）尿路症状：患者可能会出现尿频、尿急、尿痛等尿路症状。

2）血尿：尿液中可能出现血液，提示结石引起的损伤。

3）排尿困难：结石可能导致排尿困难或尿潴留。

（4）辅助检查。

1）尿液分析：可能显示红细胞、白细胞等异常。

2）超声检查：评估膀胱内是否有结石存在。

3）CT 检查：提供更详细的结石位置和大小信息。

（5）目前指南推荐的处理方法。

1）药物治疗：调整尿液 pH、使用抗生素等，以预防结石形成。

2）体外冲击波碎石术：对于直径较小的结石，可以使用体外冲击波碎石技术进行治疗。

3）内镜下碎石：通过尿道镜进入膀胱，直接对结石进行碎石。

4）手术取出：对于较大的结石或内镜下碎石困难的结石，可能需要进行手术取出。

7. 还有哪些并发症?

（1）疼痛或不适：术后可能会有轻微的疼痛或不适，通常可以在几天内缓解。

（2）尿频或尿急：术后可能会有暂时性的尿频或尿急感。

大多数并发症是轻微的，并且可以通过适当的治疗和护理得到解决。然而，如果出现严重症状，如剧烈疼痛、大量出血、无法排尿、发热等，患者应立即寻求医疗帮助。医生会根据具体情况提供适当的治疗和建议。

8. 膀胱镜检查时出现并发症的原因?

（1）操作前器械用物、医生、患者准备不充分；患者过度紧张焦虑，操作过程中不配合。

（2）操作中未严格遵循无菌原则，女性患者检查时镜鞘误入阴道后，未重新消毒灭菌。

（3）操作者操作不熟练，动作粗暴，操作时间长，过度灌注和反复灌注，可诱发膀胱痉挛、黏膜或膀胱颈出血，严重者造成后尿道假道，甚至损伤直肠。

（4）未充分评估患者，未严格掌握操作禁忌证。

9. 如何预防膀胱镜检查的并发症?

膀胱镜检查是一种常用的诊断和治疗膀胱及尿道疾病的手术方法。虽然这种手术通常是安全的，但与其他医疗操作一样，也可能出现并发症。为了减少并发症的发生，我们应当严格遵守手术操作规范，避免操作不当；选择合适的器械，并确保器械质量；术后遵医嘱进行药物治疗，避免使用可能增加并发症风险的药物；定期进行术后随访，以便及时发现并处理并发症。作为患者可以这样做：

（1）观察症状：如发热、血尿、排尿困难等，应及时告知医生。

（2）进行必要的检查：如尿液分析、尿道超声、CT 检查等，以评估并发症的情况。

(3)遵循医生的指导进行治疗：如使用抗生素、进行尿道扩张等。

(4)注意术后护理：保持伤口清洁干燥，避免感染。

膀胱镜术后并发症虽然罕见，但一旦发生，可能会对患者的健康造成严重影响。患者应在术后遵循医生的指导，定期进行随访，并注意观察自身症状，以便及时发现并处理并发症。如有任何疑虑或症状，应及时就医。

在这次探索膀胱镜检查的奇妙之旅中，我们一同了解了术后的健康注意事项及特殊并发症，希望本文章能够帮助大家更好地认识和理解膀胱镜检查，同时也能引起和增加大家对泌尿系统健康的关注。

回顾这次科普之旅，我们领略了膀胱镜检查的独特魅力。了解膀胱镜术后的健康事项及可能出现的特殊并发症，能帮助我们守护健康，指导我们在术后进行正确的护理，养成有利健康的生活方式。

第 五 章

膀胱镜检查的术后健康宣教

当您听到"膀胱镜检查"这个词时，您可能会感到有些紧张和不安。毕竟，任何与医疗检查相关的事情都可能会让人心生恐惧。作为泌尿外科医生，我们希望能向您揭示膀胱镜检查的真相，并帮助您了解术后保健的注意事项及膀胱镜检查可能带来的特殊并发症。

在本章中，我们将用通俗浅显的语言，为您揭开膀胱镜检查的神秘面纱。您将了解到膀胱镜检查的术后的注意事项以及可能出现的特殊并发症。同时，我们也会分享一些实用的健康小贴士，帮助您更好地保护自己的泌尿系统健康。

无论您是已经接受膀胱镜检查的患者，还是对泌尿外科知识感兴趣的朋友，我们相信这篇文章都能给您带来新的收获。让我们一起走进膀胱镜检查的世界，探索其中的奥秘和趣味吧！

第一节　膀胱镜术后健康宣教的必要性

膀胱镜检查是一种常见的泌尿外科手术，用于诊断和治疗膀胱疾病。术后健康宣教对于患者的康复和预防并发症具有重要意义。

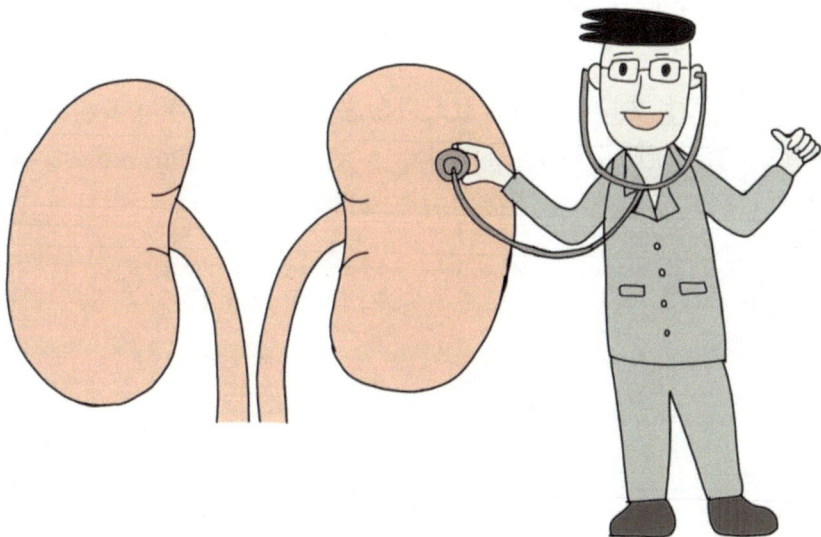

膀胱镜术前宣教示意图

1. 宣教现状如何？

目前，一些医疗机构对膀胱镜术后健康宣教的重视程度不够，导致患者对术后注意事项了解不足。宣教内容可能过于简单，缺乏针对性和实用性。此外，宣教方式可能单一，无法满足不同患者的需求。

2. 缺乏宣教可能带来什么危害?

（1）增加并发症风险：患者不了解术后注意事项，可能导致感染、出血、尿道损伤等并发症的发生。

（2）影响康复进程：缺乏正确的术后康复指导，可能导致患者康复缓慢，甚至出现功能障碍。

（3）降低患者满意度：患者对术后康复过程缺乏了解，可能导致对治疗效果的误解和不满。

3. 宣教能带来的益处有哪些?

（1）降低并发症风险：通过宣教，帮助患者了解术后注意事项，采取正确的护理措施，有助于防止并发症的发生。

（2）促进康复进程：患者遵循术后康复指导，有利于加快康复进程，提高生活质量。

（3）提高患者满意度：患者对术后康复过程有充分了解，有助于提高对治疗效果的满意度。

第二节　宣教那些事儿

1. 宣教的渠道有哪些?

（1）多媒体教育材料：使用视频、动画、图表等形式，直观展示术后护理要点和并发症的预防方法。例如，演示如何正确清洁伤口和更换敷料的短视频。

（2）个性化宣教方案：根据患者的年龄、文化程度、健康状况等因素，制定个性化的宣教内容。例如，对于老年患者，使用大字体和简单易懂的语言编写宣教手册。

（3）互动式宣教活动：组织患者座谈会、健康讲座等活动，邀请专业医生进行讲解，并鼓励患者提问和分享经验。例如，定期举办膀胱镜术后康复讲座，让患者和医生面对面交流。

（4）社交媒体和网络平台：利用社交媒体、医院官网等网络平台，发布术后健康宣教信息，方便患者随时查阅。例如，在医院的微信公众号上发布术后护理小贴士。

2. 宣教要面向哪些人?

（1）患者本人：确保患者充分理解术后护理的重要性和具体操作方法。

（2）患者家属及其照顾者：指导患者家属及其照顾者如何协助患者进行术后护理，提高家庭护理质量。

（3）医疗团队成员：确保所有医护人员对术后健康宣教的内容和目标有清晰的认识，以便在临床工作中提供一致的指导。

3. 什么时候做宣教最好？

（1）术前宣教：在术前向患者介绍术后可能出现的并发症和预防措施，减少患者术后的焦虑和恐惧。

（2）术后即时宣教：在患者手术当天或术后第一天，向患者及其家属详细讲解术后护理要点。

（3）术后随访宣教：在患者出院后的随访过程中，根据患者的康复情况，提供相应的宣教内容。

此外，我们还可以通过以下多种方式评价宣教成果。

患者满意度调查：通过问卷调查了解患者对宣教内容的满意度，以及宣教对康复过程的帮助程度。

知识掌握评估：通过口头提问或书面测试，评估患者对术后护理知识的掌握程度。

并发症发生率：统计患者术后并发症的发生率，评估宣教对预防并发症的效果。

康复进程监测：跟踪患者的康复进程，评估宣教对康复速度和质量的影响。

第三节　膀胱镜检查后我们应该怎么做

1. 术后饮食和水分摄入要注意什么?

(1)清淡易消化:术后初期,应以清淡、易消化的食物为主,避免油腻、辛辣、刺激性食物,以免刺激肠胃,影响术后恢复。

(2)充足水分:保持充足的水分摄入,有助于冲洗尿道,预防感染,并促进尿液排出。建议每天饮水量在2000~2500毫升,以白开水为主。

(3)高纤维食物:适量摄入富含纤维的食物,如新鲜蔬果、全谷类等,有助于预防便秘,减轻腹部压力,降低尿道损伤的风险。

(4)优质蛋白:适量摄入优质蛋白,如瘦肉、鱼、蛋、豆制品等,有利于伤口愈合和身体恢复。

(5)少食多餐:术后恢复期间,可采取少食多餐的方式,减轻肠胃负担,保证营养摄入。

(6)避免酒精和咖啡因:术后避免摄入酒精、咖啡、浓茶等刺激性饮料,以免加重尿道刺激症状。

(7)注意食物卫生:术后饮食要注意食物卫生,避免食用生冷、变质食物,预防感染。

以下是几份适合膀胱镜术后患者的食谱。

食谱一:

早餐:燕麦粥、鸡蛋、新鲜水果。

午餐:清蒸鱼、炒时蔬、糙米饭。

晚餐:番茄炖牛腩、凉拌黄瓜、全麦面包。

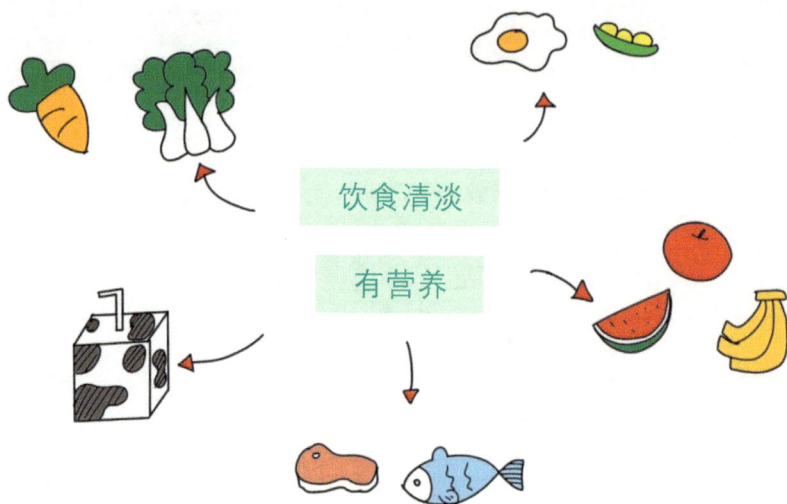

膀胱镜检查术后的饮食护理

加餐：酸奶、坚果。

食谱二：

早餐：全麦面包、水煮蛋、鲜榨果汁。

午餐：鸡肉沙拉、煮红薯、绿豆汤。

晚餐：豆腐炖排骨、炒菠菜、糙米饭。

加餐：苹果、蜂蜜柚子茶。

食谱三：

早餐：小米粥、水煮蛋、鲜牛奶。

午餐：红烧鲫鱼、凉拌西兰花、玉米饭。

晚餐：番茄炒蛋、清炒苋菜、荞麦面。

加餐：香蕉、核桃。

以上食谱仅供参考，具体饮食安排应根据患者的口味、体质和营养需求进行调整。在调整饮食时，请遵循医生的建议，确保营养均衡，有利于术后康复。

2. 术后活动和运动。

（1）膀胱镜术后患者活动和运动的注意事项。

1）适当休息：术后初期，患者应保证充足的休息，避免剧烈运动和举重物，以免对身体造成过大的负担。

2）循序渐进：术后恢复期间，患者应遵循循序渐进的原则，逐渐增加活动量，促进身体康复。

3）避免剧烈运动：术后避免参加剧烈运动，如跑步、游泳、健身等，以免对身体造成损伤。

4）注意运动强度：术后运动强度不宜过大，以患者自身感觉舒适为宜，避免过度疲劳。

5）保持身体平衡：术后运动要注意保持身体平衡，避免跌倒和碰撞，以免对身体造成伤害。

6）注意运动环境：选择安静、舒适的环境进行运动，避免在潮湿、闷热的地方运动，以免给身体带来不适。

7）遵医嘱进行康复训练：根据医生的建议，进行针对性的康复训练，有助于加快康复进程。

（2）有利恢复的动作。

1）散步：散步是一种适合膀胱镜术后患者的低强度运动，有助于促进血液循环，加快康复进程。每天进行 30 分钟左右的散步，以患者自身感觉舒适为宜。

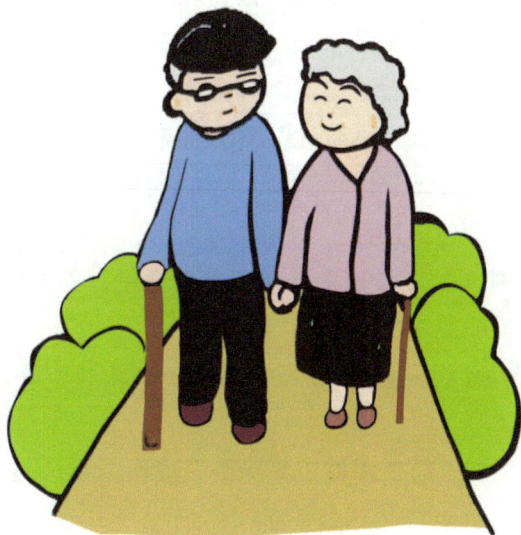

散步

2）深呼吸：深呼吸运动有助于增强肺功能，提高氧气供应，促进身体康复。每天进行数次深呼吸，每次持续5~10分钟。

3）瑜伽：瑜伽是一种适合膀胱镜术后患者的低强度运动，有助于提高身体柔韧性，减轻压力，促进身心平衡。每周进行2~3次瑜伽练习，每次持续30~60分钟。

4）拉伸运动：拉伸运动有助于缓解肌肉紧张，提高关节活动度，促进身体康复。每天进行数次拉伸运动，每次持续5~10分钟。

5）坐姿练习：坐姿练习有助于提高腰部和腹部肌肉力量，减轻腰部负担。每天进行数次坐姿练习，每次持续5~10分钟。

请注意，以上动作仅供参考，具体运动安排应根据患者的身体状况和医生的建议进行调整。在运动过程中，如出现不适，请立即停止并寻求医生的帮助。

3. 术后个人卫生要注意什么？

（1）膀胱镜术后患者个人卫生的注意事项。

1）保持手术部位清洁干燥：手术部位要保持清洁和干燥，避免感染。不要擅自拆下敷料，如敷料松动或湿润，应及时更换。

2）避免盆浴和泡澡：术后避免盆浴和泡澡，以免污水进入手术部位，增加感染风险。可以选择淋浴，但要注意保护手术部位，避免用水直接冲洗。

3）使用温和的清洁用品：选择温和、无刺激性的清洁用品，避免使用香皂、浴液等可能刺激手术部位的用品。

4）注意会阴部清洁：术后要注意会阴部的清洁，每天用温水清洗会阴部，避免使用卫生巾等可能刺激会阴部的用品。

5）避免性生活：术后一段时间内避免性生活，以免刺激手术部位，影响康复。

6）定期更换内衣：术后要定期更换内衣，保持内衣的清洁和干燥，避免细菌滋生。

（2）卫生护理方法。

1）淋浴方法。

①确保手术部位干燥后再进行淋浴。

②使用防水敷料或保鲜膜覆盖手术部位，避免用水直接冲洗。

③使用温和的清洁用品，轻柔清洗身体其他部位。

④淋浴后，用干净的毛巾轻轻擦干身体，避免擦拭手术部位。

2）会阴部清洁方法。

①用温水清洗会阴部，避免使用香皂、浴液等刺激性清洁用品。

②使用干净的毛巾轻轻拍干会阴部，避免擦拭。

③如有需要，可以使用专门的会阴部清洁剂，但要注意选择温和、无刺激性的产品。

3）更换内衣方法。

①选择宽松、透气的内衣，避免过紧的内衣对手术部位造成压迫。

②每天更换内衣，保持内衣的清洁和干燥。

③如有分泌物污染内衣，应及时更换并清洁皮肤。

请注意，以上卫生护理方法仅供参考，具体护理措施应根据医生的指导进行调整。如有异常情况，请及时就诊。

4. 术后药物管理要注意什么？

（1）膀胱镜术后患者药物管理的注意事项。

1）按时服药：严格按照医生的处方和指导按时服用药物，不要自行增减剂量或停药。

2）了解药物作用：了解术后所用药物的作用、用法、剂量以及可能的不良反应，如有疑问，及时咨询医生或药师。

3）观察药物反应：服药期间，密切观察身体对药物的反应，如出现异常症状，应立即停药并就诊。

4）避免药物相互作用：告知医生自己正在使用的所有药物，包括处方药、非处方药、中药、补品等，以避免药物间的不良相互作用。

5）药物储存：按照药物说明书的要求储存药物，避免潮湿、高温或阳光直射，确保药物的有效性。

6）定期复查：根据医生的建议进行定期复查，评估药物治疗的效果和调整治疗方案。

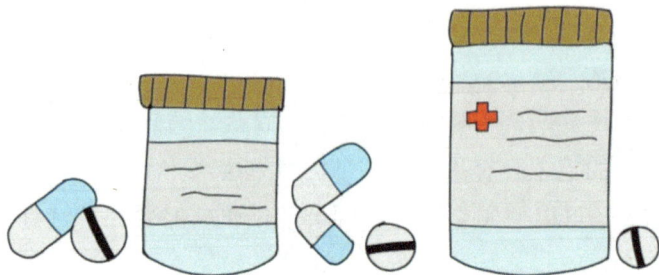

药物管理

（2）常见的术后需要服用的药物及其可能的不良反应。

1）抗生素：用于预防或治疗感染。

①常见不良反应：胃肠道不适、过敏反应、肝肾功能异常等。

②处理方式：如有过敏反应，立即停药并就诊；注意饮食调整，减轻胃肠道不适；定期检查肝肾功能。

2）止痛药：用于缓解术后疼痛。

①常见不良反应：胃肠道不适、头晕、嗜睡、过敏反应等。

②处理方式：饭后服用以减少胃肠道不适；避免驾驶或操作重型机械；如有过敏反应，立即停药并就诊。

3）利尿药：用于促进尿液排出，减轻膀胱刺激症状。

①常见不良反应：电解质紊乱、脱水、低血压等。

②处理方式：遵循医嘱，适量补充水分和电解质；监测血压，如有异常及时就诊。

4）抗凝药物：用于预防血栓形成。

①常见不良反应：出血倾向、皮肤瘀斑、牙龈出血等。

②处理方式：密切监测出血倾向，如有异常及时就诊；避免剧烈运动和碰撞，防止受伤。

请注意，以上药物和不良反应仅供参考，具体用药情况应根据医生的处方和指导进行调整。如有药物不良反应或疑惑，请及时咨询医生或药师。

5. 术后随访和复查的那些事？

（1）随访的重要性。

1）监测康复进程：随访可以帮助医生了解患者的康复情况，及时调整治疗方案。

2）早期发现并发症：定期随访有助于及时发现并处理术后并发症，防止病情恶化。

3）患者教育：随访过程中，医生可以提供康复指导和生活建议，帮助患者更好地管理自己的健康。

（2）随访的时间间隔。

1）早期随访：术后短期内（如 1～2 周）进行首次随访，以评估伤口愈合和早期康复情况。

2）后续随访：根据患者的康复情况和医生的建议，制订后续随访计划。通常，术后 1 个月、3 个月、6 个月和 1 年进行随访，之后根据需要调整随访频率。

（3）随访内容。

1）伤口检查：评估手术部位的愈合情况，检查是否有感染、出血等迹象。

2）功能评估：评估膀胱功能、排尿情况等，检查是否有尿路感染、尿道狭窄等并发症。

3）实验室检查：根据需要，进行尿液分析、血液检查等，以监测肾功能和排除感染。

4）影像学检查：根据医生的建议，可能需要进行超声、CT 检查等影像学检查，以评估膀胱和尿道的状况。

（4）患者日常需要注意的情况。

1）排尿情况：注意排尿的频率、尿量、尿色和排尿时的感觉，如发现有烧灼感、疼痛、血尿等症状，应及时告知医生。

2）饮食和水分摄入：保持充足的水分摄入，避免辛辣、刺激性食物，以减少对尿路的刺激。

3）个人卫生：保持手术部位的清洁和干燥，避免使用刺激性清洁用品。

4）药物管理：按照医生的指导正确服用药物，不要自行增减剂量或停药。

(5)在什么情况下需要立即就医？

1)严重血尿：如果出现大量血尿，尤其是血块，应立即就医。

2)发热和寒战：发热和寒战可能是感染的迹象，需要及时就医。

3)尿路阻塞症状：如排尿困难、尿流减弱或完全无法排尿，应立即寻求医疗帮助。

4)伤口红肿、渗出：手术部位出现红肿、渗出物或明显疼痛，可能是感染的迹象，需要及时处理。

请注意，以上内容仅供参考，具体的随访计划应由医生根据患者的具体情况制定。患者应遵循医生的指导，并保持良好的沟通，以便及时解决术后康复过程中可能出现的问题。

第 六 章

膀胱镜检查的
心理护理

第一节　膀胱镜检查前的心理护理

膀胱镜检查是泌尿生殖系统疾病检查、治疗的常用方法之一。但是膀胱镜检查是一项侵入性操作，常伴有发热、血尿、疼痛等并发症。患者在检查中因疼痛而无法配合、不配合或者抵触的行为可导致操作和护理措施无法顺利进行，从而降低护理质量和患者满意度，因此如何减轻患者疼痛是很关键的一个问题。

1. 护士在膀胱镜检查的心理护理中扮演着重要角色，其主要的工作有哪些？

（1）心理评估与干预：护士负责进行初步的心理评估，了解患者的情绪状态、焦虑程度和应对能力。根据评估结果，他们可以采取相应的干预措施，如提供情感支持、使用放松技巧等。

（2）沟通与信息传递：护士需要与患者建立有效的沟通，并清晰地传达医学信息和治疗计划。护士应该了解患者的需求和担忧，并回答患者的问题，以减轻不安情绪，增强合作意愿。

（3）教育与指导：护士负责向患者传授相关健康教育和自我管理技能，帮助他们更好地应对疾病或伤害。通过教育和指导，护士可以增加患者对治疗过程的理解和参与度，提高治疗效果。

（4）情感支持与安慰：护士应该给予患者情感上的支持和安慰，以减轻他们的焦虑和恐惧。通过倾听、体贴和鼓励，护士可以帮助患者建立积极的心态。

2.检查前患者应如何缓解焦虑?

(1)建立良好的医患关系,护理人员作为治疗工作中必不可少的角色,要与患者建立良好的医患关系,在患者心理脆弱的时候,积极为患者提供心理辅导,多与患者沟通,了解患者的心理状况,对患者的担忧一一进行解释,消除患者的顾虑,使他们在精神上得以放松,为接下来的检查做好准备。

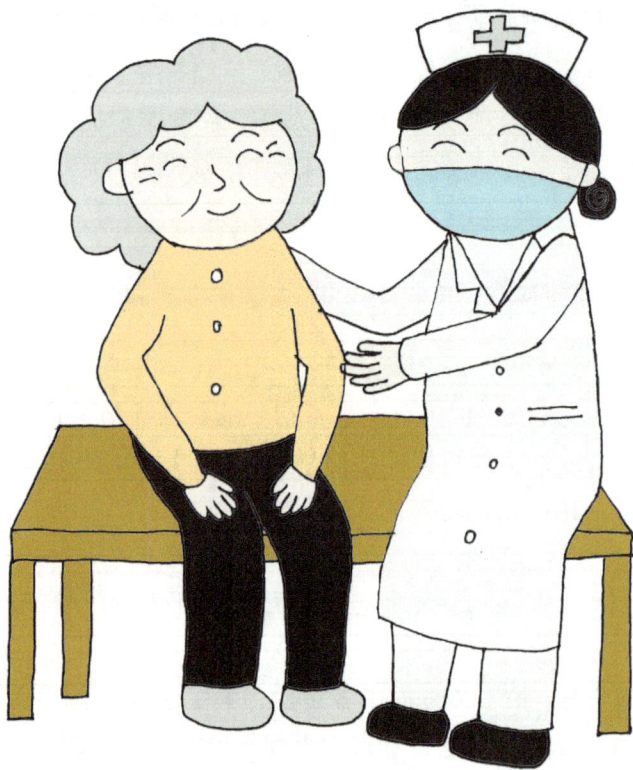

倾听与关怀:医患沟通

(2)告知患者关于膀胱镜检查的详细情况:对于检查的一些详细信息,如医生的基本信息,手术的安全性、存在的风险、术后的护理以及注意事项等,护理人员都要及时向患者传达,让患者对自己正在进行的检查有明确充分的了解,消除他们不必要的顾虑。

第二节 无痛膀胱镜检查的心理护理

随着舒适化麻醉技术的不断推广，越来越多的人在做膀胱镜检查时选择无痛麻醉，在麻醉前积极调整心态是克服检查焦虑和紧张情绪的关键。

1. 在膀胱镜检查麻醉前，如何减轻恐惧感？

（1）深呼吸放松法：深呼吸可以缓解紧张情绪，稳定心率和血压。在检查前，可以多做几次深呼吸，将注意力集中在呼吸上，逐渐放松身心。

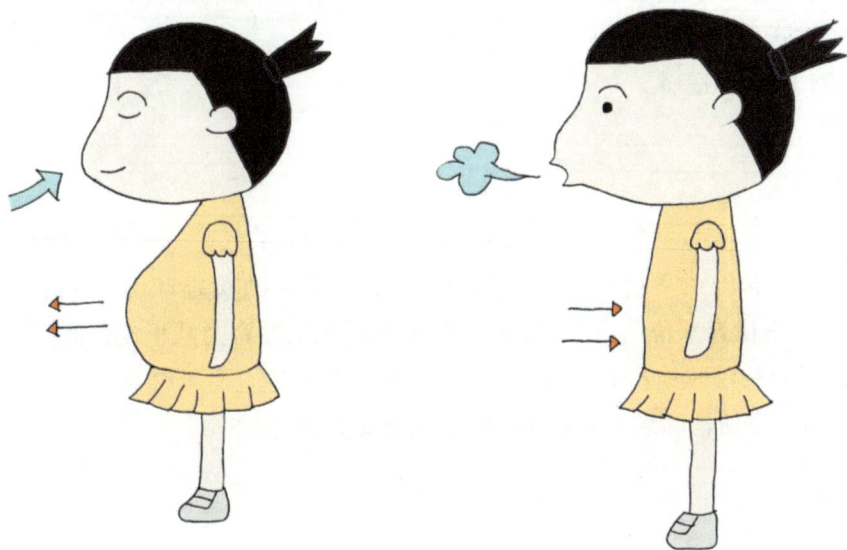

深呼吸示意图

（2）心理暗示法：可以通过给予自己一些积极的心理暗示来调整心态，比如通过"我相信自己是健康的，一切都会顺利"类的心理暗示语，来增加自信心和积极情绪。

（3）语言沟通：应用适当的沟通技巧，主动与患者交流，语言亲切，耐心和患者交流并用恰当的体态和语言表达理解，关心和体贴患者，细致和认真地回答他们提出的疑问。必要时采用地方方言，拉近护士和患者之间的距离，同时可以根据患者的兴趣爱好进行一段愉快的沟通，让其心情愉悦，身体放松，转移患者对检查的关注。

（4）肢体接触：根据患者的初步评估结果采取适当的肢体接触，让患者容易接受且感到亲切体贴。做检查前进行体位摆放时，根据患者接受支持程度和行动的方便度，搀扶患者至检查台或协助患者摆放体位，注意保护患者的隐私和保暖。

2. 做无痛膀胱镜检查时能听音乐吗？

可以的。我们有音乐疗法：在膀胱镜检查前询问患者是否喜欢听音乐，喜欢听什么音乐，而且播放轻柔音乐，可融洽护患关系，提高患者的依从性，稳定情绪，降低不适感。

3. 做无痛膀胱镜检查时，会冷吗？

不会。膀胱镜室给患者提供温馨、舒适、整洁的检查环境，室温为 20 ~ 24 ℃。考虑检查部位的隐私性，膀胱镜室有屏风或窗帘及从里反锁的门窗。主动为患者介绍膀胱镜室的环境，告知患者做膀胱镜检查时可能会出现的问题及注意事项，以便消除患者恐惧感、陌生感和紧张感。

第三节　膀胱镜检查过程中的注意事项

1. 健康教育知识有哪些?

(1)在开展膀胱镜检查之前护理人员应该向患者介绍膀胱镜检查的相关知识,提高患者对膀胱镜检查的正确认知,有助于患者以正确的态度来对待膀胱镜检查。

(2)对于文化程度较低以及理解能力较差的患者,护理人员应该采用通俗易懂的语言进行讲解;对于重点内容应反复强调,便于患者更好地理解知识。

2. 如何开展心理健康教育?

因为膀胱镜检查涉及患者的隐私部位,所以很多患者在接受膀胱镜检查之前都会产生一定的紧张、焦虑情绪,特别是当患者看到膀胱镜检查的各种设备时,负面的心理情绪会进一步增长,在很大程度上影响检查的顺利进行。这就要求护理人员向患者进一步介绍膀胱镜检查的基本流程以及注意事项,对患者进行积极的引导,尽量消除患者的心理负担,有助于患者更好地配合医护人员开展工作。在整个过程中,护理人员应该表现出对患者充分的尊重,语气婉转,动作轻柔。

3.膀胱镜检查时对周围环境有什么要求?

护理人员应该将检查室的温度以及光线等调节到使患者感觉舒适的状态,避免外界环境因素给患者带来不良的刺激。

4.规范检查操作需要注意什么?

膀胱镜检查对于操作者的操作水平具有较高的要求,如果不注意容易引发多种并发症,因此操作者一定要严格按照各项操作规范开展检查,最大限度降低检查失误,充分体现操作者检查过程中的专业性,保障患者的安全。

5.如何做好隐私护理?

不同于其他检查,膀胱镜检查最为特殊的地方便在于涉及患者的隐私部位,因此在满足检查需求的情况下,应尽量保护患者的隐私,减少隐私部位的暴露程度,同时护理人员在语言上切莫对患者造成不良影响。

6.如何做好疼痛护理?

疼痛护理也是膀胱镜检查护理工作的重要内容,其主要原因在于膀胱镜检查容易给患者造成剧烈的疼痛,因此护理人员应该在检查过程中对患者的疼痛程度进行科学合理评估,并基于评估结果采取有效的镇痛措施,也可采取非药物镇痛措施,包括转移患者注意力、播放舒缓的音乐等。

第四节　无痛膀胱镜检查后的焦虑情绪如何缓解?

1. 出现焦虑情绪了怎么办?

(1)多和他人沟通:检查后如果伴随焦虑情绪,可以多和亲人朋友沟通,以缓解内心的压力。

(2)多听舒缓心情的音乐:多听舒缓心情的音乐,能够使大脑处于放松的状态,缓解焦虑的情绪。

(3)由专业医生进行心理疏导:运用心理治疗技巧,如认知行为疗法、放松训练等,帮助缓解焦虑情绪。

2. 作息如何调整?

在恢复期间,还应调整作息,保证充足的睡眠,避免出现熬夜的情况。

3. 饮食如何调整?

(1)以清淡、易消化、富含营养的食物为主。

(2)可以多吃一些富含蛋白、维生素和矿物质的食物,如鱼、肉、蛋、豆腐、蔬菜、水果等。

第 七 章

膀胱镜活检

在现代医学领域中，膀胱镜活检作为一项重要的诊断技术，已经成为泌尿外科医生手中不可或缺的利器。随着医疗技术的不断进步和临床实践的深入，膀胱镜活检在诊断和治疗上发挥着越来越重要的作用。本章将带领读者深入了解膀胱镜活检的原理、适应证、操作流程以及相关风险与注意事项，旨在为广大读者提供对这一医学技术的全面认识。

首先，我们将介绍膀胱镜活检的基本原理。膀胱镜活检是通过将膀胱镜插入患者的膀胱内，利用膀胱镜上的取材器械获取膀胱内壁的组织样本，然后送至实验室进行病理学检查，以达到明确诊断的目的。这项技术的诞生，极大地提高了泌尿系统疾病的诊断准确性和治疗效果，为患者带来了更多的希望和机会。

其次，我们将探讨膀胱镜活检的适应证。膀胱镜活检通常用于诊断膀胱癌、膀胱息肉、膀胱炎等膀胱疾病，特别是对于疑难病例或其他常规检查无法明确诊断的情况，膀胱镜活检显得尤为重要。通过膀胱镜活检和及时治疗，可以有效提高患者的生存率和生活质量。

随后，我们将详细介绍膀胱镜活检的操作流程。从准备工作开始，包括术前准备和麻醉方式的选择，到膀胱镜插入和组织采集等具体操作步骤，每一个环节都需要医生精心设计和严格执行，以确保手术的安全和成功。同时，我们也将重点关注一些常见的操作技巧和注意事项，帮助医生在临床实践中更加熟练地掌握这一技术。

最后，我们将提及膀胱镜活检的相关风险与术后康复。尽管膀胱镜活检是一项相对安全的手术，但仍然存在一定的风险，如出血、感染等并发症。因此，在进行膀胱镜活检前，医生和患者都需要充分了解手术的风险和可能的并发症，并采取相应的预防和处理措施，以确保手术的顺利进行和患者的安全。

通过本章的阐述，我们希望您能够对膀胱镜活检有一个清晰的认识，进而更好地理解和应用这一医学技术，为患者的健康和生命贡献自己的力量。愿本章能够为您提供有益的信息和启发，引领您进入医学的奥妙世界，共同探索膀胱镜活检的精彩之处。

第一节 膀胱镜活检概述

1. 什么是膀胱镜活检?

膀胱镜活检,是一种深入膀胱内部,探寻疾病真相的神奇方法。想象一下,医生就像一位勇敢的探险家,手持膀胱镜这根"魔法棒",深入那神秘莫测的膀胱世界,寻找着那些藏匿在深处的疾病线索,获取膀胱组织样本,进而揭示膀胱病变真相。

想象一下,膀胱作为人体泌尿系统中的重要器官,承担着储存尿液、排泄废物的重任。然而,各种疾病却可能悄然发生,如炎症、结石、肿瘤等,给膀胱的健康带来威胁。为了准确诊断这些疾病,医生常常需要借助膀胱镜这一工具,来获取膀胱组织样本进行病理学检查。

膀胱镜活检的过程犹如一场精妙的手术。医生会将膀胱镜这一细长的、柔软的、可弯曲的工具,通过尿道插入膀胱。膀胱镜的前端装有镜头,使医生能够清晰地观察膀胱内部的情况。一旦发现可疑病变,医生便利用膀胱镜上的活检钳,小心翼翼地获取膀胱组织样本。这些样本随后被送至病理科进行检查,以确定疾病的性质。

膀胱镜活检的出现,为诊断膀胱疾病带来了革命性的变化。它使医生能够直观地观察膀胱内部的情况,图像清晰,有利于发现微小病变,提高诊断准确性。通过对取得的组织样本进行病理学检查,可以确定疾病性质,为治疗提供可靠依据。相比其他检查方法,膀胱镜活检具有直观、准确、安全等优势,为患者提供了更好的诊疗方案。

总之,膀胱镜活检作为一种通过膀胱镜获取膀胱组织样本进行病理学检查的方法，其在诊断和治疗膀胱疾病方面具有重要作用。它使医生能够直观地观察膀胱内部的情况，可取得组织样本进行病理学检查，从而确定疾病性质，为治疗提供可靠依据。我们应该关注膀胱健康，了解膀胱镜活检的重要性，为自己的健康保驾护航。

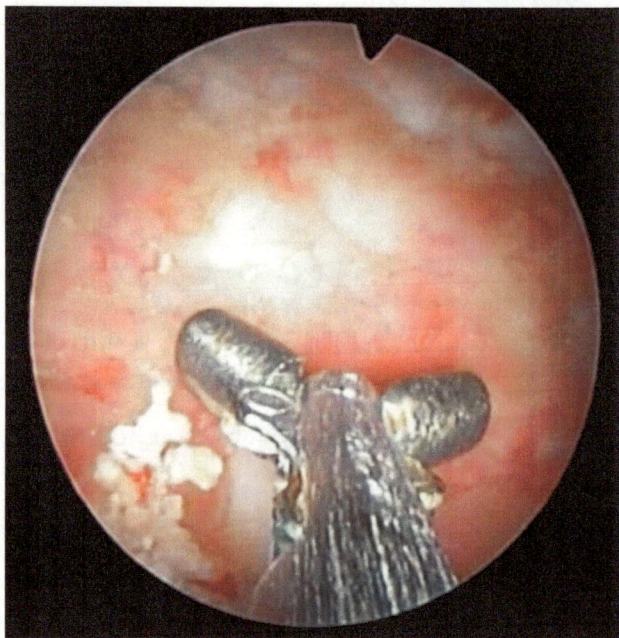

膀胱镜下取组织进行活检

2.膀胱镜活检有什么作用？

膀胱镜活检在诊断膀胱疾病中起着至关重要的作用。膀胱镜活检作为一种通过膀胱镜获取膀胱组织样本进行病理学检查的方法，能够帮助医生直观地观察膀胱内部的情况，从而为诊断和治疗提供准确的依据。

（1）膀胱镜活检在诊断膀胱炎症方面具有显著的优势。膀胱炎症是泌尿系统常见的疾病之一，其症状包括尿频、尿急、尿痛等。然而，这些并非特异性症状，可能与其他疾病相混淆。通过膀胱镜活检，医生可以直接观察膀胱壁的病变情况，如炎症程度、病变范围等。同时，膀胱镜活检还可以取得组织样本进行病理学检查，进一步明确炎症的性质，为治疗提供可靠依据。

（2）膀胱镜活检在诊断膀胱结石方面也发挥着重要作用。膀胱结石是泌尿系统的另一种常见疾病，其症状包括血尿、尿痛等。通过膀胱镜活检，医生可以清晰地观察结石的大小、形状、数量，以及结石与膀胱黏膜的关系。这些信息对于选择合适的手术方案和治疗方式至关重要。膀胱镜活检可以帮助医生确定结石的位置和性质，从而为患者提供个性化的治疗方案。

（3）膀胱镜活检在诊断膀胱肿瘤方面也具有重要意义。膀胱肿瘤是泌尿系统常见的恶性肿瘤之一，早期诊断至关重要。通过膀胱镜活检，医生可以清晰地观察肿瘤的部位、大小、形态。此外，膀胱镜活检还可以取得肿瘤组织样本，进行病理学检查，确定肿瘤的性质，为治疗方案的制定提供依据。膀胱镜活检的高准确性可以帮助医生及时发现膀胱肿瘤，为患者争取更好的治疗时机和预后。

（4）除了炎症、结石和肿瘤，膀胱镜活检还可以帮助诊断其他膀胱疾病，如膀胱憩室、膀胱结核等。通过膀胱镜活检，医生可以观察膀胱内部的各种病变，从而为患者提供准确的诊断和治疗方案。

3. 膀胱镜活检有什么优势？

（1）膀胱镜活检时可以将膀胱内部的情况放大数倍，能够提供非常详细的信息，让医生能够清楚地看到哪里出了问题。

（2）膀胱镜活检的精准度非常高。它可以帮助医生诊断发生血尿的原因，检查膀胱肿瘤的大小和形状，甚至还能取出一小块组织进行病理检查。

（3）膀胱镜活检相对于其他检查方法来说，痛苦要小得多。特别是现在有了软式膀胱镜，它的管径更细，质地更柔软，可以减少患者的不适感。

（4）膀胱镜活检还有助于减少误诊的可能性。由于它可以直接观察膀胱内部的情况，所以比起只依靠症状和体格检查，它能提供更多的确凿证据。

虽然，膀胱镜活检是一种有创性的检查，在检查后患者可能会感到不适，甚至有疼痛感，但是，与它带来的巨大好处相比，这点小小的不适可以忽略不计。所以，当医生建议做膀胱镜活检时，请不要害怕。

第二节 膀胱镜活检的适用场景

1. 疑似膀胱疾病。

膀胱是人体泌尿系统的重要器官，负责储存和排泄尿液。膀胱疾病是泌尿系统常见的疾病之一，包括膀胱炎症、膀胱结石、膀胱肿瘤等。膀胱疾病患者常表现为血尿、尿频、尿急、尿痛等症状。为了明确诊断和制定合理的治疗方案，膀胱镜活检成为重要的诊断手段。本小节将对疑似膀胱疾病和膀胱镜活检进行详细介绍。

（1）膀胱疾病的常见症状。

1）血尿：血尿是膀胱疾病常见的症状之一，尿液呈现红色或棕色，可能伴有血丝或血块。血尿可能与膀胱炎症、膀胱结石、膀胱肿瘤等疾病有关。

2）尿频：尿频是指患者频繁地感到尿意，但每次排尿量较少。尿频可能与膀胱炎症、膀胱结石、膀胱肿瘤等疾病有关。

3）尿急：尿急是指患者突然感到强烈的尿意，难以控制。尿急可能与膀胱炎症、膀胱结石、膀胱肿瘤等疾病有关。

4）尿痛：尿痛是指患者排尿时感到疼痛或不适。尿痛可能与膀胱炎症、膀胱结石、膀胱肿瘤等疾病有关。

（2）膀胱镜活检在膀胱疾病诊断中的应用：膀胱镜活检是一种直观、可靠的诊断手段，通过膀胱镜观察膀胱内部情况，并获取组织样本进行病理学检查，从而明确膀胱疾病的病因。

1）血尿的诊断：膀胱镜活检可以帮助医生观察膀胱壁是否存在充血、水肿、糜烂等病变，同时可以获取病变组织进行进一步的病理学分析，从而明确血尿的原因。

2）尿频、尿急、尿痛等症状的诊断：膀胱镜活检可以帮助医生观察膀胱内部的炎症情况，判断炎症的程度和范围。对于膀胱结石患者，膀胱镜活检可以观察结石的形态和位置，评估结石对膀胱组织的损伤程度。

3）膀胱肿瘤的诊断：膀胱镜活检可以观察膀胱肿瘤的数目、大小、形态、部位等，同时可以进行活检以明确病理类型。诊断性经尿道膀胱肿瘤切除术（TURBT）也是一种常用的诊断方法，可以直接切除肿瘤并明确肿瘤的病理诊断和分级、分期。

（3）膀胱镜活检的操作步骤和注意事项。

1）膀胱镜活检的操作步骤：①患者取截石位，消毒铺巾；②导尿管插入膀胱，注入生理盐水扩张膀胱；③膀胱镜插入尿道，观察膀胱内部情况；④发现病变后，用活检钳取组织样本；⑤活检后，观察创面有无出血，必要时进行电凝止血。

2）膀胱镜活检的注意事项：①严格掌握适应证和禁忌证；②操作过程中，动作轻柔，避免损伤膀胱组织；③活检后密切观察患者的生命体征和尿液情况，及时发现并处理并发症。

膀胱疾病是泌尿系统常见的疾病之一，膀胱镜活检是诊断膀胱疾病的重要手段。通过膀胱镜活检，医生可以直观观察膀胱内部情况，获取组织样本进行病理学检查，从而为患者提供准确的诊断和合理的治疗方案。然而，膀胱镜活检的选择和应用需要综合考虑患者的具体症状、体征以及整体健康状况。在操作过程中，医生应严格掌握适应证和禁忌证，确保患者的安全和舒适。

2.膀胱肿瘤的筛查与诊断。

膀胱肿瘤是泌尿系统常见的恶性肿瘤之一，其早期发现和诊断对于患者的治疗和预后至关重要。在膀胱肿瘤的筛查与诊断中，膀胱镜活检发挥着至关重要的作用。本小节将对膀胱肿瘤及其筛查与诊断进行详细介绍。

（1）膀胱肿瘤的概述：膀胱肿瘤是指发生在膀胱黏膜上皮细胞的恶性肿瘤，其发病率在我国泌尿系统肿瘤中位居首位。膀胱肿瘤的发病原因尚不完全清楚，但已知与吸烟、长期接触化学致癌物质、遗传等因素有关。根据肿瘤的恶性程度，膀胱肿瘤可分为非肌层浸润性膀胱癌和肌层浸润性膀胱癌两大类。

（2）膀胱肿瘤的筛查：膀胱肿瘤的筛查主要是针对高危人群，如长期吸烟者、长期接触化学致癌物质者、有家族史的个体等。常见的筛查方法包括尿液细胞学检查、膀胱肿瘤抗原（BTA）检测、尿核基质蛋白（NMP22）检测等。这些筛查方法具有简便、无创、可重复性等优点，但存在一定的局限性，如敏感性较低、特异性不高等。因此，当筛查结果异常时，应进一步进行膀胱镜检查。

（3）膀胱肿瘤的诊断：膀胱镜检查是诊断膀胱肿瘤最可靠的方法，膀胱镜活检是诊断膀胱癌的金标准。膀胱镜检查可以明确膀胱肿瘤的数目、大小、形态、部位等，同时可以进行活检以明确病理类型。诊断性经尿道膀胱肿瘤切除术（TURBT）也是一种常用的诊断方法，可以直接切除肿瘤并明确肿瘤的病理诊断和分级、分期。

（4）膀胱镜活检的适应证和禁忌证。

1）膀胱镜活检的适应证：①血尿原因不明的患者；②尿频、尿急、尿痛等症状持续不缓解的患者；③膀胱肿瘤筛查结果异常的患者；④已确诊为膀胱肿瘤的患者，为评估治疗效果和监测复发。

2）膀胱镜活检的禁忌证：①严重心肺功能不全的患者；②严重泌尿系统感染的患者；③严重尿道狭窄或憩室的患者；④妊娠期妇女。

膀胱镜活检在膀胱肿瘤的筛查与诊断中具有举足轻重的作用。通过膀胱镜活检，医生可以直观观察膀胱内部情况，获取组织样本进行病理学检查，从而为患者提供准确的诊断和个体化的治疗方案。然而，膀胱镜活检的选择和应用需要综合考虑患者的具体症状、体征以及整体健康状况。在操作过程中，医生应严格掌握适应证和禁忌证，确保患者的安全和舒适。

3. 膀胱疾病手术后复查

（1）膀胱疾病手术后复查和膀胱镜活检：膀胱疾病手术后复查和膀胱镜活检是泌尿系统疾病诊断和治疗过程中的重要环节。对于膀胱疾病的患者，膀胱疾病手术后复查可以评估手术效果、监测病情变化以及及时发现并处理可能的并发症。膀胱镜活检作为一种直观、可靠的诊断手段，可以帮助医生观察膀胱内部情况，获取组织样本进行病理学检查，从而为患者提供准确的诊断和合理的治疗方案。本小节将对膀胱疾病手术后复查和膀胱镜活检进行详细介绍。

（2）膀胱疾病手术后复查的意义。

1）评估手术效果：膀胱疾病手术后复查可以评估手术效果，了解手术是否达到预期目标，如肿瘤切除是否彻底、炎症是否得到控制等。

2）监测病情变化：膀胱疾病手术后复查可以监测病情变化，及时发现并处理可能的并发症，如感染、出血、尿潴留等。

3）调整治疗方案：根据复查结果，医生可以调整治疗方案，如调整药物剂量、更换治疗方案等，以提高治疗效果。

（3）膀胱镜活检在膀胱疾病手术后的复查中的应用：膀胱镜活检在膀胱疾病手术后的复查中具有重要作用，可以帮助医生观察膀胱内部情况，获取组织样本进行病理学检查，从而为患者提供准确的诊断和合理的治疗方案。

1）膀胱肿瘤手术后复查：膀胱肿瘤手术后复查是监测肿瘤复发和评估治疗效果的重要手段。膀胱镜活检可以观察手术部位是否有肿瘤残留或复发，及时调整治疗方案。

2）膀胱炎症手术后复查：膀胱炎症手术后复查可以评估手术效果和炎症是否得到控制。膀胱镜活检可以观察膀胱内部的炎症情况，判断炎症的程度和范围。

3）膀胱结石手术后复查：膀胱结石手术后复查可以评估手术效果和结石是否完全清除。膀胱镜活检可以观察膀胱内部是否有结石残留，及时发现并处理可能的并发症。

膀胱疾病手术后复查和膀胱镜活检是泌尿系统疾病诊断和治疗过程中的重要环节。膀胱镜活检作为一种直观、可靠的诊断手段，可以帮助医生观察膀胱内部情况，获取组织样本进行病理学检查，从而为患者提供准确的诊断和合理的治疗方案。在进行膀胱镜活检时，医生应严格掌握适应证和禁忌证，确保患者的安全和舒适。膀胱疾病手术后复查和膀胱镜活检对于评估手术效果、监测病情变化以及及时发现并处理可能的并发症具有重要意义。

4. 膀胱结石、尿道狭窄。

膀胱结石和尿道狭窄是泌尿系统常见的疾病，它们可能导致尿路梗阻、尿频、尿急、尿痛等症状。为了明确诊断和制定合理的治疗方案，膀胱镜活检作为一种直观、可靠的诊断手段，在膀胱结石、尿道狭窄等病变的诊断和治疗中发挥着重要作用。本文将对膀胱结石、尿道狭窄等病变的诊断和治疗以及膀胱镜活检进行详细介绍。

（1）膀胱结石的诊断和治疗。

1）膀胱结石的诊断：膀胱结石的诊断主要依赖于病史、临床表现和辅助检查。典型的症状包括排尿疼痛、尿频、尿急、血尿等。辅助检查包括尿常规、泌尿系平片、B超、CT等。膀胱镜检查可以直接观察结石的形态、大小、数量和部位，同时可以进行活检以明确病理类型。

2）膀胱结石的治疗：膀胱结石的治疗方法包括保守治疗和手术治疗。保守治疗主要包括大量饮水、药物溶石等。手术治疗包括膀胱镜下碎石取石术、体外冲击波碎石术、膀胱切开取石术等。膀胱镜下碎石取石术是一种常用的手术方法，通过膀胱镜将结石击碎或取出，具有创伤小、恢复快等优点。

（2）尿道狭窄的诊断和治疗。

1）尿道狭窄的诊断：尿道狭窄的诊断主要依赖于病史、临床表现和辅助检查。典型的症状包括排尿困难、尿线细弱、尿流中断等。辅助检查包括尿常规、尿道造影、尿道超声、尿动力学检查等。膀胱镜检查可以观察尿道狭窄的部位、程度和长度，同时可以进行活检以明确病理类型。

2）尿道狭窄的治疗：尿道狭窄的治疗方法包括保守治疗和手术治疗。保守治疗主要包括尿道扩张、药物治疗等。手术治疗包括尿道内切开术、尿道成形术、尿道移植术等。尿道内切开术是一种常用的手术方法，通过膀胱镜将尿道狭窄部位切开，恢复尿道的通畅。

3）膀胱镜活检在膀胱结石、尿道狭窄等病变的诊断和治疗中的应用：膀胱镜活检在膀胱结石、尿道狭窄等病变的诊断和治疗中具有重要作用。通过膀胱镜活检，医生可以直观观察膀胱内部情况，获取组织样本进行病理学检查，从而为患者提供准确的诊断和合理的治疗方案。

①膀胱结石的诊断：膀胱镜活检可以观察结石的形态、大小、数量和部位，同时可以进行活检以明确病理类型。对于可疑的结石，膀胱镜活检可以取得结石组织进行病理学检查，以确定结石的成分和性质。

②尿道狭窄的诊断：膀胱镜活检可以观察尿道狭窄的部位、程度和长度，同时可以进行活检以明确病理类型。对于可疑的尿道狭窄，膀胱镜活检可以取得狭窄部位的组织进行病理学检查，以确定狭窄的原因和性质。

③治疗方案的制定：根据膀胱镜活检的结果，医生可以制定合理的治疗方案。对于膀胱结石，可以选择膀胱镜下碎石取石术、体外冲击波碎石术等治疗方法。对于尿道狭窄，可以选择尿道内切开术、尿道成形术等治疗方法。

膀胱结石、尿道狭窄等病变是泌尿系统常见的疾病，膀胱镜活检在它们的诊断和治疗中具有重要作用。通过膀胱镜活检，医生可以直观观察膀胱内部情况，获取组织样本进行病理学检查，从而为患者提供准确的诊断和合理的治疗方案。在进行膀胱镜活检时，医生应严格掌握适应证和禁忌证，确保患者的安全和舒适。膀胱结石和尿道狭窄的治疗方法包括保守治疗和手术治疗，根据患者的具体情况选择合适的治疗方法。

第三节　膀胱镜活检怎么做

1.膀胱镜活检的一般流程有哪些?

膀胱镜活检与膀胱镜检查基本一致。这个过程通常是这样的:

(1)患者会被要求取膀胱截石位,即平卧,双腿向上弯曲并适当分开。

(2)医生会对患者的外阴部进行彻底清洁,然后向尿道注入麻醉剂以减轻不适感。

(3)医生将消毒后的膀胱镜插入尿道,通过尿道进入膀胱。膀胱镜可能是硬质的金属镜或者是柔软的可弯曲镜。

(4)一旦膀胱镜到位,医生会通过镜子观察膀胱内部的情况,并且可能会注入无菌生理盐水以扩大视野。

(5)如果发现异常组织,医生会使用特殊工具通过膀胱镜取出组织样本。

(6)取样后,膀胱镜会被小心地移除,患者会被告知可能的不适感,并在必要时给予适当的护理建议。

这个过程通常需要5~30分钟,具体时间取决于是否需要取样和进行其他操作。患者在术后可能会感到尿道疼痛或有灼热感,这些症状通常在几天内逐渐消失。如果症状持续或者出现血尿等情况,应及时联系医生。

2.膀胱镜活检的术前准备、麻醉以及术后护理、并发症?

(1)术前准备:患者需要在术前进行详细的身体检查,包括尿液常规、血液常规、心电图等,以确保患者的身体状况适合进行手术。此外,患者需要在术前排空膀胱，以便医生能够更好地观察膀胱内部。

（2）麻醉：膀胱镜活检通常需要局部麻醉，以减轻患者在手术过程中的疼痛。对于一些对疼痛比较敏感的患者，医生可能会选择全身麻醉。患者应向医生说明自己的麻醉过敏史，以便医生选择合适的麻醉方式。

（3）术后护理：膀胱镜活检后，患者可能会出现一些不适症状，如尿频、尿痛等。这些症状通常会在短时间内自行缓解。在术后恢复期间，患者需要保持良好的生活习惯，多喝水，避免剧烈运动，以防感染和出血。

（4）膀胱镜活检的主要并发症：出血、感染、尿潴留等。对于出血，可进行电凝止血或药物治疗；感染应及时应用抗生素治疗；尿潴留可进行导尿或药物治疗。

第四节　膀胱镜活检后的病理检查介绍

膀胱镜活检是泌尿系统疾病诊断中的一项重要技术，通过膀胱镜观察膀胱内部情况，并在必要时取得组织样本进行病理学检查。膀胱镜活检后的病理检查是对取得的组织样本进行显微镜下的观察和分析，以确定病变的性质、类型和程度，为临床诊断和治疗提供重要依据。本节将对膀胱镜活检后的病理检查进行详细介绍。

1. 膀胱镜活检后的病理检查有什么流程？

（1）样本接收：病理科接收从手术室或内镜室送来的膀胱镜活检样本，样本通常置于含有固定液的容器中，以保持其原始状态。

（2）样本登记：病理科对收到的样本进行登记，记录患者的姓名、年龄、性别、样本类型等信息，以确保样本的追踪和准确性。

（3）样本处理：将样本从固定液中取出，进行冲洗、脱水、透明化和浸蜡等处理。这些处理步骤旨在去除样本中的水分，使其能够被石蜡包埋。

（4）石蜡包埋：将处理好的样本浸入石蜡中，使其凝固，形成石蜡块。石蜡块可用于制作切片。

（5）切片制作：将石蜡块切成薄片，通常为 4~6 微米厚。切片可以贴附在玻璃片上，用于显微镜下的观察。

（6）染色：对切片进行染色，常用的染色方法有苏木精-伊红染色、免疫组化染色等。染色可以使细胞和组织结构更加清晰可见。

（7）显微镜观察：将染色后的切片置于显微镜下，由病理医生进行观察和分析。病理医生会根据细胞形态、组织结构、染色特点等指标，判断病变的性质、类型和程度。

2.膀胱镜活检后的病理检查结果如何解读?

　　(1)正常膀胱组织:正常膀胱组织由多层上皮细胞组成,细胞形态规则,排列整齐。病理医生会确认样本中是否存在正常膀胱组织,以作为对照。

　　(2)膀胱炎症:膀胱炎症可能由细菌感染、药物反应、自身免疫疾病等引起。病理检查显示以上皮细胞脱落、充血、水肿、炎细胞浸润等为特征。

　　(3)膀胱结石:膀胱结石通常由晶体沉积形成,病理检查中,可以观察到结石的形态、大小和成分。结石可能由尿酸盐、草酸盐、磷酸盐等物质组成。

　　(4)膀胱肿瘤:膀胱肿瘤是膀胱镜活检的重要诊断对象。病理检查中,肿瘤的类型、分级和浸润深度等信息对于治疗方案的制定至关重要。膀胱肿瘤包括移行细胞癌、鳞状细胞癌、腺细胞癌等类型,根据肿瘤细胞的形态和排列特点进行分类。

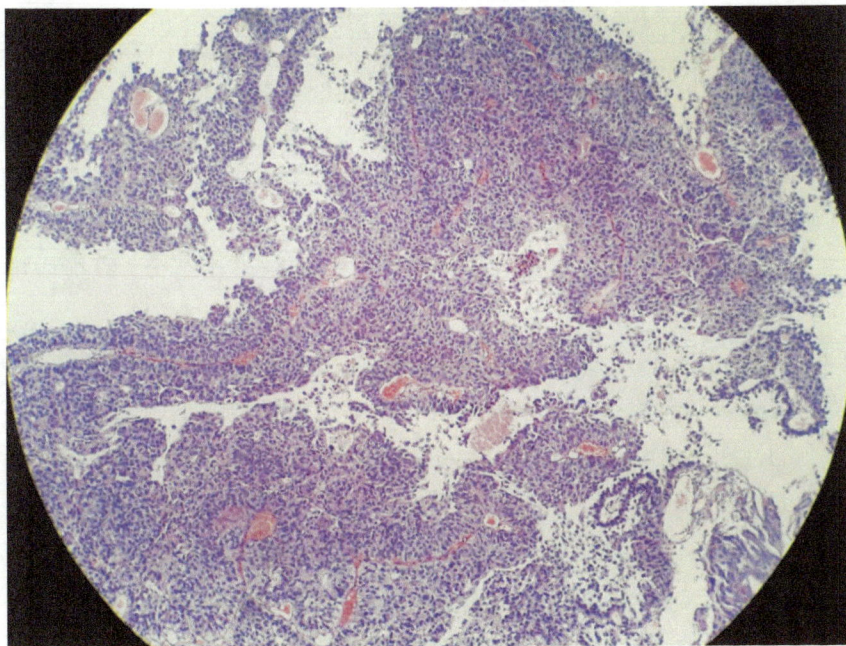

显微镜下活检组织病理

(5)尿道狭窄：尿道狭窄可能由炎症、创伤、先天性因素等引起。病理检查中，可以观察到尿道黏膜的炎症、纤维化、肌肉增生等特征。

3.膀胱镜活检后病理检查有什么临床意义？

膀胱镜活检后的病理检查结果对于泌尿系统疾病的诊断和治疗具有重要意义。病理检查结果可以帮助医生确定病变的性质、类型和程度，从而制定合理的治疗方案。例如，对于膀胱肿瘤患者，病理检查结果可以确定肿瘤的分级和分期，指导医生选择合适的手术方式、化疗方案和放疗方案。对于膀胱炎症患者，病理检查结果可以帮助医生确定炎症的原因和类型，选择合适的抗生素或其他治疗药物。

4.膀胱镜活检后病理检查有哪些注意事项？

膀胱镜活检后的病理检查是一项精细的工作，需要病理医生具备丰富的经验和熟练的技术。在病理检查过程中，应注意以下几点。

(1)样本的固定和处理应严格按照标准操作流程进行，以确保样本的质量和完整性。

(2)病理医生应仔细观察切片，注意细胞形态、组织结构和染色特点，以作出准确的诊断。

(3)病理检查结果应与临床信息和影像学检查结果相结合，以提供更全面的诊断和治疗建议。

(4)病理检查结果应及时反馈给临床医生，以便及时制定和调整治疗方案。膀胱镜活检后的病理检查是对取得的组织样本进行显微镜下的观察和分析，以确定病变的性质、类型和程度，为临床诊断和治疗提供重要依据。病理检查结果可以帮助医生制定合理的治疗方案，提高治疗效果。在进行膀胱镜活检后病理检查时，应注意样本的处理、显微镜观察和结果解读，以确保检查的准确性和可靠性。

第五节　膀胱镜活检的注意事项

　　膀胱镜活检的相关风险与注意事项，需要从不同的方面进行深入探讨，包括术前、术中和术后的注意事项，以及对潜在并发症的预防和处理。具体内容如下。

1. 术前的注意事项有哪些?

　　在进行膀胱镜活检手术之前，医生需要对患者进行全面的评估，包括病史询问、体格检查和必要的实验室检查。这些评估有助于医生了解患者的健康状况、存在的风险因素以及手术的可行性。一些特殊人群，如老年人、慢性疾病患者或妊娠期妇女，需要特别关注其身体状况和手术风险。

　　在术前，医生应告知患者手术的目的、过程、可能的风险和并发症，以及术后的康复情况。患者应当对手术有清晰的认知，并签署知情同意书。此外，医生还需要询问患者是否有过敏史，特别是对于麻醉药物或造影剂存在过敏反应的患者，应特别关注。

　　在术前的准备工作中，医生可能会建议患者禁食禁水一段时间，以避免术中因胃内容物进入呼吸道而引起的并发症。同时，患者需要根据医生的建议停止或调整一些药物的使用，如抗凝药物或抗血小板药物，以减少术中出血的风险。

2. 术中的注意事项有哪些?

在膀胱镜活检术中,医生和手术团队需要严格遵循操作规程,确保手术的安全和成功。在进行膀胱镜插入和取样过程中,医生需要注意操作技巧,避免损伤尿道和膀胱壁组织。此外,医生还需要选择合适的取样部位和数量,以确保获得足够的组织样本进行病理学检查。

在手术过程中,医生需要密切关注患者的生命体征和术中情况变化,如血压、心率和血氧饱和度等,及时处理术中出现的问题。同时,手术团队需要保持沟通和配合,共同应对可能出现的意外情况,确保手术的顺利进行。

3. 术后的注意事项有哪些?

术后,患者需要留在医院观察一段时间,以确保没有出现严重的并发症或意外情况。医生会对患者进行密切监测,并根据情况给予相应的治疗和护理。

患者在术后可能会出现一些不适或症状,如尿频、尿急、血尿等,这通常是正常的反应。但如果出现持续性或严重的症状,患者应及时向医生报告,并接受进一步的检查和治疗。

在术后的恢复期间,患者需要遵守医生的建议,如适当休息、饮食调理和避免剧烈运动等,以促进伤口愈合和康复。医生可能会给予患者一些药物,如止痛药或抗生素,以减轻症状和预防感染。

4. 如何预防和处理潜在并发症?

为了预防和处理潜在的并发症,医生和患者需要密切合作,共同采取必要的措施和预防措施。这包括术前的全面评估、术中的严格操作和术后的有效管理。

在术中,医生可以采取一些措施来减少风险,如使用适当的麻醉方法、避免过度操作、减少插入次数等。此外，医生还需要及时处理术中出现的问题，如出血或穿孔等，并给予适当的治疗。术后，患者需要密切关注自己的身体状况，及时报告异常症状，并按医生的建议进行治疗和护理。医生也需要定期随访患者，检查伤口愈合情况和病情发展，及时调整治疗方案。

　　总之，膀胱镜活检是一项常见且有效的诊断技术，但在实施过程中仍然存在一定的风险和相关注意事项。通过严格的手术操作和有效的术后管理，可以最大限度地减少并发症的发生，保障患者的安全和疗效。

第六节　术后的康复

膀胱镜活检术后的康复是一个重要的过程，它涉及患者术后的身体恢复和预防可能出现的并发症。根据妙佑医疗国际的建议，膀胱镜活检术后的患者应该注意以下几点以促进康复。

(1)大量饮水：术后应大量饮水，以帮助冲洗膀胱中的刺激物，推荐在完成检查后的两个小时内，尽量每小时喝下 16 盎司(约 473 毫升)水。

(2)使用非处方止痛药：如果感到不适，可以使用非处方止痛药来缓解疼痛。

(3)局部热敷：将一块温热的湿毛巾放在尿道口以减轻疼痛，需要时重复此操作。

(4)泡温水澡：若无医生明令禁止，患者可通过泡温水澡来缓解不适感。

此外，如果患者在膀胱镜活检术后出现持续的排尿疼痛、发热或血尿浓稠等症状，应立即联系医生。通常，如果仅进行了膀胱镜检查，术后 1~2 天通过大量饮水，尿道不适和尿路刺激症状便可完全消失。如果进行了活检，术后恢复时间可能相对延长，一般 5~7 天可以完全恢复。

膀胱镜活检术后，患者可以通过以下几种方式来判断自己的恢复情况。

(1)尿频、尿急、尿痛等膀胱刺激症状：术后患者可能会经历短暂的尿频、尿急、尿痛等膀胱刺激症状，这是正常现象。如果这些症状在几天内没有明显改善，或者症状加重，患者应及时就医。

(2)血尿：术后患者可能会出现血尿，这是由于活检过程损伤了膀胱壁。如果血尿持续时间较长，或者血尿颜色较深，患者应及时就医。

(3)感染症状：术后患者应密切关注是否有发热、寒战、腰痛等症状，这些可能是感染的迹象。如果出现这些症状，患者应及时就医。

(4)尿液颜色和量：术后患者应观察尿液的颜色和量，正常的尿液颜色应为淡黄色,量应保持稳定。如果尿液颜色异常或量有明显变化,患者应及时就医。

(5)伤口愈合情况:术后患者应观察伤口是否有红肿、渗出物或疼痛加剧,这些可能是感染或并发症的迹象。如果伤口出现异常,患者应及时就医。

(6)医生建议:术后患者应遵循医生的建议,按时进行复查,以评估病情的恢复情况。医生会根据患者的症状和检查结果,判断恢复情况并调整治疗方案。

康复期间,患者应遵循医生的指导,并根据自己的身体状况调整恢复计划。如果有任何疑问或担忧,及时与医疗团队沟通是非常重要的。康复是一个个体化的过程,每个人的体验和需要都是独一无二的。

膀胱镜活检作为一项重要的诊断技术,为泌尿系统疾病的诊断和治疗提供了关键性的支持和保障。通过本文的介绍和探讨,我们深入了解了膀胱镜活检的原理、适应证、操作流程以及相关风险与注意事项,为读者们呈现了这一医学技术的全貌。

膀胱镜活检的诞生和发展,标志着医学技术的不断进步和临床实践的不断创新。它的出现填补了传统诊断手段的空白,为医生提供了一种更加准确、敏感的诊断方法,有力地支持了泌尿外科医生的临床工作。

然而,膀胱镜活检也并非完美无缺,术前、术中和术后都存在一定的风险和注意事项。医生和患者需要共同努力,密切合作,以最大限度地减少并发症的发生,保障手术的安全和成功。

在未来,随着医疗技术的不断发展和临床实践的不断深入,我们相信膀胱镜活检将会进一步完善和优化,为更多患者带来更好的诊断和治疗效果。同时,我们也期待着更多的科研工作者投入到这一领域,共同探索和挖掘膀胱镜活检的潜力和可能性。

最后,让我们共同致敬那些在医疗一线默默奉献的医护人员,感谢他们的辛勤劳动和无私奉献,感谢他们为患者的健康和生命带来的希望与温暖。愿我们共同努力,为医学事业的发展和人类健康的福祉贡献自己的一份力量,让膀胱镜活检的光芒继续闪耀在医学的天空之上!

第 八 章

DJ管

当大家听到膀胱镜和"DJ 管"这些医学术语时，可能会感到有些陌生和困惑。作为泌尿外科医生，我们希望能向大家科普这些重要的医疗设备，让大家可以更好地了解它们的作用和重要性。

在这个快节奏的现代社会中，人们对健康问题越来越关注。毕竟，健康是我们最宝贵的财富，而泌尿系统的健康更是我们日常生活中不可或缺的一部分。膀胱镜和 DJ 管作为泌尿外科中常用的医疗设备，它们在诊断和治疗尿路疾病方面起着至关重要的作用。

那么，什么是膀胱镜和 DJ 管呢？膀胱镜是一种内镜，通过尿道插入膀胱，可以用于观察膀胱内部的情况，帮助医生诊断和治疗膀胱疾病。DJ 管，全称 double J 管，即双 J 管，是一种双猪尾形的支架管，主要用于尿路结石的治疗和尿路梗阻的引流。它们虽然看似简单，但在泌尿外科中却是非常重要的工具。

在本章中，我们将带领大家走进膀胱镜和 DJ 管的世界，揭秘它们的工作原理和应用范围。我们将用通俗易懂的语言，结合生动的案例，让大家对这些医疗设备有更深入的了解。同时，我们也会分享一些有关泌尿系统健康的实用知识，帮助大家更好地保护自己的健康。

无论你是医学专业人士，还是对医学知识感兴趣的普通人，我相信这篇文章都能给你带来新的收获。让我们一起探索膀胱镜和 DJ 管的奥秘，开启一段有趣的科普之旅吧！

第一节　DJ 管简介

1. DJ 管的发展历程。

　　输尿管支架，特别是被广泛认识的 DJ 管，在泌尿外科领域中扮演着重要的角色。DJ 管的设计初衷是为了在任何可能导致输尿管阻塞的情况下，维持肾脏与膀胱之间的尿液顺畅流通。它得名于其两端的 J 形弯曲，这种形状可使管子在体内保持稳定。DJ 管是 Finney 医生在 20 世纪 70 年代发明的，它是一种用于保持输尿管开放的管状支架。这项发明的目的是解决如结石、手术或其他疾病造成的输尿管阻塞问题。在 Finney 发明 DJ 管之前，输尿管的尿流障碍通常需要通过侵入性手术来解决，这些手术往往伴随着较长的恢复期和复杂的并发症风险。Finney 试图寻求一种能够减少手术创伤并加速患者恢复的方法，于是他设计了 DJ 管，这是一种可以在内镜手术下置入的支架，可以维持输尿管的通畅。DJ 管使用了一种柔软但足够坚固的材料，通常是硅胶或聚氨酯，该种材料具有良好的生物相容性并且可以避免人体组织的反应。Finney 设计的管子在两端设有 J 形弯曲，这有助于支架在体内的稳定，同时也防止了支架的移位。在早期的 DJ 管技术中，通常需要行开放式手术才能完成置入，这给患者带来了较大的身体创伤。然而，随着膀胱镜等内镜技术的进步，现代医生可以在不进行开腹的情况下，通过较小的切口和引导工具准确地将 DJ 管置入输尿管。这一进步不仅减少了手术的风险，也大大提高了患者的舒适度和满意度。

　　随着 DJ 管的普及，泌尿外科医生开始注意到，虽然这些支架极大地促进了患者恢复，但长期留置可能导致结石形成和生物膜积累等并发症。为了解决这些问题，研究人员和医生开始探索涂层技术，例如使用药物洗脱涂层或者抗菌涂层,以减少尿路感染和支架相关疼痛。

今天,DJ 管在泌尿外科手术中的应用变得越来越多样。它们不仅用于肾结石的管理,还用于处理疾病、手术或外伤所致的输尿管狭窄或损伤。此外,随着医疗技术的不断进步,DJ 管的设计正向着更为个性化和功能化的方向发展。为了适应不同患者的独特解剖结构及为了提升舒适度和效果,定制化的DJ 管正在被研发。

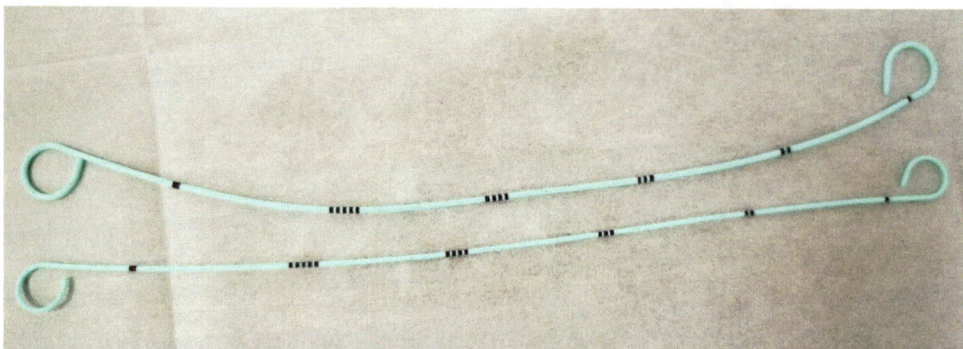

DJ 管

2. 目前用于制作 DJ 管的材料有哪些?

(1)硅胶(Silicone)。

1)化学特性:非常柔软,耐热性好。

2)应用优势:良好的生物相容性,较长的留置时间,少见的结石形成。

(2)聚氨酯(polyurethane)。

1)化学特性:塑性好,弹性佳,耐磨性强。

2)应用优势:适应肾脏和输尿管的生理活动,耐久性好,适合短期留置。

(3)聚乙烯(polyethylene)。

1)化学特性:高强度,刚性较好。

2)应用优势:质地较硬,适用于特定的解剖结构和需要较高支撑力的情况。

(4)聚四氟乙烯(PTFE)。

1）化学特性：抗粘连，抗化学药品性好。

2）应用优势：表面光滑，减少了尿垢和生物膜的附着。

（5）生物降解材料。

1）化学特性：在生物体内逐渐降解，减少手术移除的需要。

2）应用优势：用于特殊情况，减少患者的不适和对患者的干预。

硅胶和聚氨酯是目前DJ管使用最为广泛的材料。它们的主要优势在于具有生物相容性和适度的弹性，使得它们在体内有较好的适应性，并且减少了与尿路结石和尿道炎症相关的并发症。相比于其他材料，硅胶和聚氨酯在成本上通常更为经济，因为它们易于加工和塑形，并且可以大规模生产。它们的功能优势在于可以在不牺牲强度和耐久性的前提下，提供良好的舒适度。

目前有新的材料和技术正在被研究，以进一步改善DJ管的性能。这些新材料包括药物洗脱材料和涂层技术，比如涂有抗生素或抗炎药物的DJ管，目的是减少感染的风险和减轻导管相关的不适。还有更先进的生物降解材料，研究证实这些材料可以在特定时间内被人体安全地吸收和降解，从而消除了需要进行二次手术来移除支架的需求。这些新材料的优势在于能够减少患者的长期不适，降低术后并发症的风险，以及减少对患者生活质量的影响。不过，这些新技术和材料仍处于研究和临床试验阶段，可能还需要一些时间才能广泛应用于临床实践中。

DJ管直径一般为4~6 Fr（法国尺寸），长度为24~30 cm。根据患者具体情况，DJ管的直径和长度可以进行适当调整。

3. DJ管该如何选择？

确定患者应该使用什么尺寸的DJ管是一个需要综合考虑多个因素的过程。以下是一些决定DJ管尺寸的关键因素。

（1）患者体型和年龄。

1）成人通常使用4~6 Fr（法国尺寸）的DJ管，儿童可能需要更小直径的。

2）身材高大或较胖的患者可能需要较粗的DJ管以确保引流效果。

（2）输尿管的解剖结构。

1）输尿管的直径和长度会影响DJ管的选择。若输尿管较宽，可以使用较粗的 DJ 管；若输尿管较窄，则需要使用较细的 DJ 管。

2）输尿管的弯曲程度也会影响 DJ 管的放置，有时需要使用较柔韧的材料。

（3）疾病类型和严重程度。

1）例如，对于输尿管结石患者，如果结石较大或需要较长时间引流，可能需要较粗的 DJ 管。

2）对于输尿管狭窄患者，可能需要使用较细的 DJ 管以避免进一步损伤。

（4）手术类型和目的。

1）如果手术是为了治疗肾盂输尿管连接部梗阻，可能需要较长的 DJ 管以确保覆盖梗阻部位。

2）如果手术是为了预防术后尿瘘，可能需要较短且较粗的 DJ 管。

（5）医生的经验和偏好。

不同医生可能根据个人经验和患者情况选择不同尺寸的 DJ 管。

🔊 **情景导入**

有一位 50 岁的男性患者，身高 180 cm，体重 80 kg，被诊断为右侧输尿管中段结石，结石直径为 10 mm。患者计划接受体外冲击波碎石术（ESWL）治疗。

在这种情况下，医生可能会选择以下尺寸的 DJ 管。

- 尺寸：5Fr。
- 长度：根据患者的身高和结石位置，可能会选择 26～30 cm 的长度，以确保 DJ 管的上端能够达到肾盂，而下端能够留在膀胱内。

在放置 DJ 管之前，医生通常会进行膀胱镜检查，以评估输尿管的直径和长度，并确保选择的 DJ 管尺寸适合患者。如果输尿管较窄或有其他解剖异常，医生可能会选择较小尺寸的 DJ 管，以减少对输尿管黏膜的损伤。

总之，选择合适的 DJ 管尺寸是一个个体化的过程，需要医生根据患者的具体情况和手术需求来决定。

在选择 DJ 管材料时，医疗专业人员将考虑患者的具体情况、预期的留置时间以及可能的并发症。选择正确的材料对于确保治疗的成功和患者的安全至关重要。随着新材料的研究和开发，未来可能会有更多更优化的选择可供泌尿外科医生和患者使用。

在这一切创新和发展的背后，是一群不断探索和努力的医疗专家和科学家。他们的工作不仅推动了医疗器械的发展，也极大地提高了全球患者的生活质量。从 Finney 的开创性设计到今天的多样化应用，DJ 管的历史和发展是泌尿外科医疗技术进步的缩影。

第二节　DJ 管的应用

（1）输尿管结石。

1）临床症状与体征：患者可能会感到剧烈的侧腹痛或背痛，称为肾绞痛，有时可放射至下腹部、会阴区或大腿内侧。可能伴有恶心、呕吐和血尿。

2）辅助检查：超声检查、螺旋 CT 检查、静脉肾盂造影（IVP）可用于确定结石的大小和位置。

3）使用 DJ 管的目的：缓解梗阻，减少肾脏损伤，预防或治疗感染，为后续的结石移除术做准备。

4）使用 DJ 管可能带来的好处：减轻痛苦，防止肾功能进一步恶化，帮助排出小结石。

（2）输尿管损伤。

1）临床症状与体征：依据损伤的严重程度，可能有腹部疼痛、血尿，严重者可能有腹膜炎症状。

2）辅助检查：静脉尿路造影、腹部 CT 检查和逆行性尿路造影可用于评估输尿管的损伤。

3）使用 DJ 管的目的：提供一条可供尿液流过的临时路径，促进输尿管损伤的愈合。

4）使用 DJ 管可能带来的好处：避免尿液外漏和腹膜炎，减少患者疼痛，促进输尿管正常功能的恢复。

（3）输尿管狭窄。

1）临床症状与体征：可能有侧腹部或背部疼痛，有时症状较轻微或无症状。

2）辅助检查：输尿管镜检查、腹部超声、CT 和 MRI 检查均可用于评估狭窄的程度和位置。

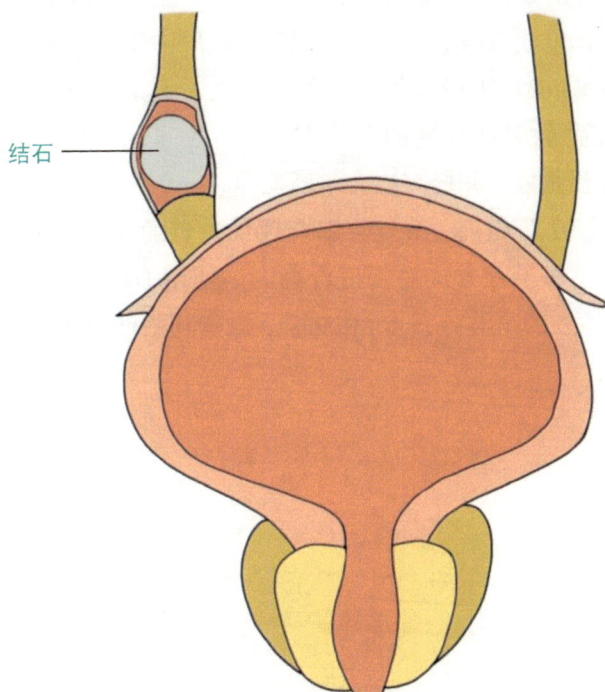

结石

输尿管结石梗阻示意图

3）使用 DJ 管的目的：维持尿液的流动，预防肾积水和肾功能损害。

4）使用 DJ 管可能带来的好处：延缓狭窄的进展，减轻上尿路梗阻的症状。

（4）肿瘤相关梗阻。

1）临床症状与体征：可能有无痛性血尿、腹部不适或疼痛，体重下降和其他肿瘤相关症状。

2）辅助检查：CT、MRI 检查和逆行性尿路造影可以帮助确定肿瘤的大小和范围。

3）使用 DJ 管的目的：缓解由肿瘤引起的尿路梗阻，改善肾脏排尿功能。

4）使用 DJ 管可能带来的好处：减少尿路梗阻症状，减缓肾脏受损，提高生活质量。

（5）术后护理。

1）临床症状与体征：术后可能有肾绞痛、血尿或尿液变化。

2）辅助检查：术后检查通常包括检查尿液和肾功能。

3）使用 DJ 管的目的：保证手术部位的愈合，预防尿路梗阻。

4）使用 DJ 管可能带来的好处：支持手术区域的恢复，减少术后并发症。

DJ 管的应用需要根据患者的具体情况进行个体化考虑。它们可以在许多不同的情况下作为暂时或长期的解决方案使用，目的是减轻输尿管梗阻的症状，保护肾脏免受损害，并提高患者生活质量。

在决定应用 DJ 管之前，医生会综合评估患者的症状、检查结果和整体健康状况，以确定这种治疗方法是否适合患者。使用 DJ 管通常与其他治疗方法（如药物治疗、体外冲击波碎石术）相结合，以达到最佳疗效。

第三节 DJ 管的置入

DJ 管的置入是一种常规的泌尿外科手术操作，旨在保证尿液从肾脏顺利流向膀胱，此过程通常在 X 线或超声引导下完成。以下是详细的置入步骤以及术后可能出现的并发症和预防措施。

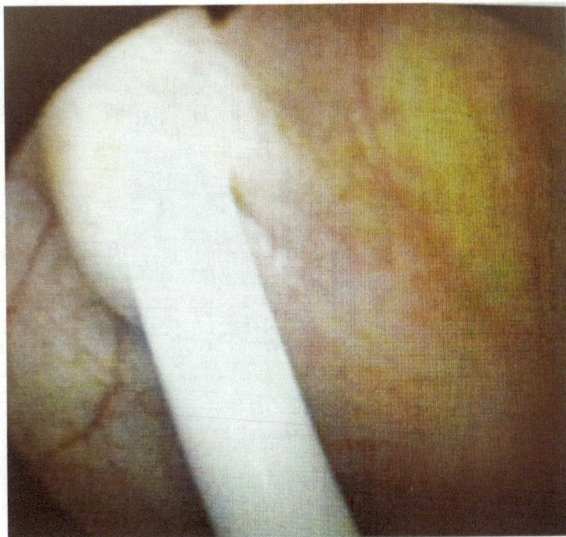

膀胱镜下置入 DJ 管

1. DJ 管是如何置入的?

(1)X 线下置入：在 X 线下置入 DJ 管是一种常见的泌尿外科手术操作方法，主要用于治疗输尿管狭窄、结石、肾盂输尿管连接部梗阻等疾病。以下是在 X 线下置入 DJ 管的操作步骤。

1）术前准备。

①患者签署知情同意书。

②完成必要的术前检查，如血常规、尿常规、凝血功能等。

③患者空腹，以减少手术过程中的不适。

2）患者体位。

患者取俯卧位，以便医生在 X 线下进行操作。

3）消毒和麻醉。

①对手术区域进行消毒。

②采用局部麻醉或全身麻醉，以确保患者在手术过程中舒适无痛。

4）DJ 管的准备。

①根据患者的情况选择合适尺寸的 DJ 管。

②将 DJ 管浸泡在无菌生理盐水中备用。

5）置入过程。

①在 X 线下，医生将一根细长的导管（输尿管导管）插入患者的尿道，通过膀胱进入输尿管。

②在导管引导下，医生将导丝插入输尿管，直至达到肾盂。

③沿着导丝，医生将 DJ 管缓慢地推入输尿管。在推入过程中，要确保 DJ 管的双猪尾形状正确地位于肾盂和膀胱内。

④一旦 DJ 管到位，医生会撤出导丝，并在 X 线下确认 DJ 管的位置是否合适。

6）术后处理。

①术后患者需卧床休息，避免剧烈运动。

②鼓励患者多饮水，以帮助冲洗尿路。

③按时服用抗生素和止痛药，以预防感染和减轻疼痛。

🔊 情景导入

患者，男性，50 岁，因右侧输尿管结石而接受体外冲击波碎石术（ESWL）治疗。为预防结石碎片堵塞输尿管，医生决定在 X 线下置入 DJ 管。

手术过程：

- 患者签署知情同意书，完成术前检查。

- 患者取俯卧位，手术区域消毒，采用全身麻醉。
- 将一根输尿管导管插入尿道，通过膀胱进入右侧输尿管。
- 在导管引导下，将导丝插入输尿管，直至达到肾盂。
- 沿着导丝，将一根尺寸合适的 DJ 管缓慢推入输尿管。在 X 线下确认 DJ 管的双猪尾形状正确地位于肾盂和膀胱内。
- 撤出导丝，并在确认 DJ 管位置合适后，结束手术。

术后，患者需卧床休息，多饮水，按时服用抗生素和止痛药。DJ 管一般留置 4~8 周，待病情稳定后，再通过膀胱镜将其取出。

注意事项：避免使用过多力量造成组织损伤，确保导丝和 DJ 管顺利通过，避免折叠或扭曲。

（2）超声引导下置入：超声引导下 DJ 管的置入是一种利用超声波成像技术来辅助放置 DJ 管的方法。这种方法通常不需要放射性物质或造影剂，因此对于一些不能接受 X 射线暴露的患者（如妊娠期妇女）来说是一个较好的选择。以下是超声引导下 DJ 管的置入方法。

1）术前准备。

①患者签署知情同意书。

②完成必要的术前检查，如血常规、尿常规、凝血功能等。

③患者空腹，以减少手术过程中的不适。

2）患者体位。

患者取俯卧位或侧卧位，以便于医生在超声引导下进行操作。

3）消毒和麻醉。

①对手术区域进行消毒。

②采用局部麻醉或全身麻醉，以确保患者在手术过程中舒适无痛。

4）DJ 管的准备。

①根据患者的情况选择合适尺寸的 DJ 管。

②将 DJ 管浸泡在无菌生理盐水中备用。

5）置入过程。

①使用超声探头对患者的腹部进行扫描，确认肾脏、输尿管和膀胱的位置。

②在超声引导下，医生将一根细长的导管(输尿管导管)插入患者的尿道，通过膀胱进入输尿管。

③在导管引导下，医生将导丝插入输尿管，直至达到肾盂。

④沿着导丝，医生将 DJ 管缓慢地推入输尿管。在推入过程中，通过超声实时监测 DJ 管的位置，确保其正确地位于肾盂和膀胱内。

⑤一旦 DJ 管到位，医生会撤出导丝，并在超声下确认 DJ 管的位置是否合适。

6)术后处理。

①术后患者需卧床休息，避免剧烈运动。

②鼓励患者多饮水，以帮助冲洗尿路。

③按时服用抗生素和止痛药，以预防感染和减轻疼痛。

2. DJ 管置入术包括哪些步骤?

(1)患者签署知情同意书，完成术前检查。

(2)患者取侧卧位，手术区域消毒，采用全身麻醉。

(3)使用超声探头确认左侧肾脏、输尿管和膀胱的位置。

(4)在超声引导下，将一根输尿管导管插入尿道，通过膀胱进入左侧输尿管。

(5)在导管引导下，将导丝插入输尿管，直至达到肾盂。

(6)沿着导丝，将一根尺寸合适的 DJ 管缓慢推入输尿管。通过超声实时监测 DJ 管的位置，确保其正确地位于肾盂和膀胱内。

(7)撤出导丝，确认 DJ 管位置合适后，结束手术。

术后，患者需卧床休息，多饮水，按时服用抗生素和止痛药。DJ 管一般留置 4~8 周，待病情稳定后，再通过膀胱镜将其取出。

第四节　DJ 管取出的时机和步骤

1. 什么时候可以取出 DJ 管?

使用膀胱镜取出 DJ 管是一种常见的医疗程序, 主要适用于以下情况。

(1) DJ 管引流期满: 通常情况下, DJ 管需要在体内留置一定时间, 以促进尿液引流和结石排出。一旦引流期满 (通常在几周后) , 就需要通过膀胱镜将其取出。

(2) 结石治疗完成: 如果 DJ 管是作为尿路结石治疗的辅助工具, 一旦结石被成功清除, DJ 管就不再需要, 应予以取出。

(3) 并发症发生: 如果患者出现并发症, 如感染、出血或 DJ 管移位等, 可能需要提前取出 DJ 管。

(4) 功能性改变: 如果患者的肾功能或尿路解剖结构发生变化, 可能需要调整或取出 DJ 管。

2. 取出 DJ 管的步骤?

(1) 准备工作: 患者通常需要接受局部或全身麻醉。医生会进行消毒准备, 并准备好膀胱镜和相关器械。

(2) 膀胱镜插入: 医生会将膀胱镜插入患者的尿道, 经过膀胱颈进入膀胱内部。

(3) 观察和定位: 通过膀胱镜的摄像头, 医生可以观察膀胱内部的情况, 并定位 DJ 管。

（4）使用器械：医生会使用特殊的抓取器械，如网篮或鳄鱼嘴钳，小心地夹住 DJ 管的一端。

（5）缓慢取出：在保持 DJ 管稳定的同时，医生会缓慢地将 DJ 管从膀胱中抽出。医生将非常小心地取出，以免损伤尿路。

（6）检查和止血：取出 DJ 管后，医生会再次检查膀胱内部是否有出血或其他损伤，并进行必要的止血处理。

（7）结束程序：取出 DJ 管后，患者需要在恢复室休息一段时间，直到麻醉效果消退。随后，患者可以遵医嘱回家休息或接受后续治疗。

第五节 DJ 管放置后的并发症

1. DJ 管相关的并发症有哪些?

（1）尿路感染：表现为尿频、尿急、尿痛，甚至发热和寒战。

（2）DJ 管阻塞：可能由血凝块、结石碎片或尿垢导致。

（3）DJ 管移位：管子可能发生移动，导致一端脱离原位。

（4）输尿管损伤：置入过程中可能造成输尿管壁损伤或穿孔。

2. 如何处理这些并发症?

（1）尿路感染：使用抗生素治疗，并监测患者的症状和体征。

（2）DJ 管阻塞：可能需要更换 DJ 管或进行适当冲洗以清除阻塞。

（3）DJ 管移位：通过内镜手术调整或重新置入。

（4）输尿管损伤：轻微损伤可能自愈或通过内镜手术修复；重度损伤可能需要行开放手术。

3. 如何预防并发症的发生?

（1）适当护理：定期更换 DJ 管，避免长期留置。

（2）术前准备：充分进行术前评估，了解患者的详细病史和药物过敏史。

（3）用药：术前使用抗生素预防性治疗，以减少感染风险。

（4）术中监控：密切观察患者的尿液和肾功能，及时处理异常情况。

通过以上措施，可以最大限度地预防 DJ 管置入过程中的并发症，提高患者的安全性和治疗效果。需要注意的是，所有医疗操作都应由经验丰富的医生在适当无菌操作环境下进行，以尽量减少术中和术后的并发症。

第六节　膀胱镜与 DJ 管的"强强联手"

　　膀胱镜检查是泌尿外科常用的诊断和治疗手段，通过膀胱镜可以观察膀胱内部的病变情况，对诊断和评估膀胱疾病具有重要意义。在膀胱镜检查和治疗过程中，DJ 管的应用越来越广泛，在保护肾功能、预防并发症等方面起到了重要作用。本节将就膀胱镜中 DJ 管的应用进行详细解析，以帮助大家更好地了解这一技术。

1. 膀胱镜下的 DJ 管放置与取出是如何进行的？

　　（1）放置：放置 DJ 管通常在膀胱镜引导下进行。患者取截石位，局部麻醉或全身麻醉。医生将膀胱镜插入尿道，观察膀胱内部情况，然后插入输尿管导管至肾盂。在导丝引导下，将 DJ 管沿输尿管导管置入输尿管，直至肾盂。确认 DJ 管位置合适后，退出导丝和输尿管导管，将 DJ 管留置在输尿管内。

　　（2）取出：DJ 管留置时间根据患者病情和手术类型而定，一般为 4~8 周。取出 DJ 管时，医生在膀胱镜引导下，用异物钳夹住 DJ 管下端，轻轻拔出。

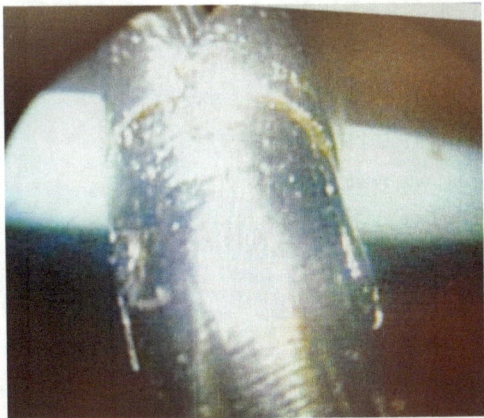

膀胱镜下 DJ 管的取出

2.膀胱镜下的 DJ 管放置会伴随哪些并发症?

（1）感染：DJ 管放置过程中可能导致尿路感染。术后患者应多饮水，保持会阴部清洁，必要时使用抗生素预防感染。

DJ 管置入引起的感染通常称为尿路感染（urinary tract infection，UTI），可能包括膀胱炎、肾盂肾炎或输尿管炎。以下是诊断和治疗这类感染的方法。

1）主要的症状和体征。

主要的症状：

①频繁的尿意或强烈的排尿需求。

②尿痛。

③尿急。

④尿液浑浊或有异味。

⑤血尿。

⑥腰痛或下腹部疼痛。

⑦发热、寒战。

⑧全身不适、疲劳。

主要的体征：

①脐周或下腹部压痛。

②肾区叩击痛。

③高体温。

2）辅助检查。

尿液分析：

①白细胞增多。

②红细胞增多（如果存在尿路损伤）。

③脓尿。

④菌尿。

尿培养：用于确定病原体的种类和敏感性。

血常规：白细胞计数增多，可能伴有中性粒细胞增多。

影像学检查：

①超声检查评估肾脏大小、形态和有无积水。

②CT 或 MRI 检查用于更详细地评估泌尿系统结构。

3)目前指南推荐的治疗方法。

抗生素治疗：

①根据尿培养和药物敏感性结果选择抗生素。

②轻度膀胱炎可使用短疗程的抗生素，如呋喃妥因、复方磺胺甲噁唑（SMZ-TMP）或喹诺酮类。

③肾盂肾炎可能需要更广泛的抗生素治疗，如第三代头孢菌素、氨苄西林/克拉维酸或碳青霉烯类。

支持治疗：

①充分水化，鼓励患者多饮水，以帮助冲洗尿路。

②疼痛管理，使用非甾体抗炎药（NSAID）缓解疼痛。

DJ 管的处理：如果感染严重或反复发作，可能需要更换或移除 DJ 管。

🔊 情景导入

患者，女性，45 岁，置入 DJ 管后出现尿频、尿急、尿痛和发热。尿液分析显示白细胞和红细胞增多，尿培养结果为大肠杆菌敏感。

在这种情况下，医生可能会选择以下治疗手段：

抗生素治疗：

• 根据尿培养结果，选择对大肠杆菌敏感的抗生素，如第三代头孢菌素类（如头孢曲松）。

支持治疗：

• 鼓励患者多饮水，每天至少喝 2 升液体。

• 如果患者疼痛明显，可给予 NSAID（如布洛芬）。

监测和随访：

• 在治疗开始后 48~72 小时内，重新评估患者的症状和体征。

• 如果症状改善，继续完成整个抗生素疗程（通常为 7~14 天）。

• 如果症状没有改善或出现并发症（如肾积水、脓肿形成），可能需要进一步的影像学检查和干预。

在治疗过程中，患者应遵循医生的指导，完成整个抗生素疗程，即使症状提前缓解。此外，患者应定期随访，以确保感染得到有效控制，并及时处理任何并发症。

（2）刺激症状：部分患者可能出现尿频、尿急、尿痛等刺激症状。轻度症状可观察，严重者可适当调整 DJ 管位置或更换直径较小的 DJ 管。以下是诊断和治疗这类尿路刺激的方法。

1）主要的症状和体征。

主要的症状：

①尿频：患者需要频繁排尿。

②尿急：突然感到强烈的尿意。

③尿痛：排尿时感到疼痛或有灼热感。

④血尿：尿液中有血液，可能使尿液呈粉红色、红色或茶色。

⑤排尿困难：排尿不畅或感觉排尿不完全。

主要的体征：

①膀胱区压痛：在腹部下方或耻骨上区域有压痛。

②尿道口红肿：女性患者可能在尿道口看到红肿。

2）辅助检查。

尿液分析：可能显示正常的尿液成分，但在某些情况下可能伴有白细胞或红细胞增多。

尿培养：用于排除尿路感染。

膀胱镜检查：直接观察 DJ 管的位置和膀胱黏膜的状况。

3）目前指南推荐的治疗方法。

药物治疗：

①α 受体拮抗药（如坦索罗辛）可以帮助缓解膀胱颈和输尿管平滑肌的痉挛，减轻尿路刺激症状。

②解痉药（如奥昔布宁）可用于缓解尿急和尿频。

③抗炎药（如非甾体抗炎药，NSAID）可以帮助减轻疼痛。

水化：鼓励患者多饮水，以帮助稀释尿液并减少对尿路的刺激。

调整 DJ 管：如果 DJ 管位置不当或尺寸不合适，可能需要调整或更换。

心理干预：对于因焦虑或心理因素而加重的症状，可能需要给予心理咨询或行为疗法。

情景导入

患者，男性，60岁，置入DJ管后出现尿频、尿急和尿痛，但没有发热或其他感染迹象。尿液分析显示正常，尿培养阴性，膀胱镜检查显示DJ管位置良好。在这种情况下，医生可能会选择以下治疗手段。

药物治疗：给予α受体拮抗药（如坦索罗辛）以减轻尿路刺激症状。

水化：鼓励患者多饮水，每天至少喝2升液体。

监测和随访：

- 在治疗开始后1~2周内，重新评估患者的症状。
- 如果症状没有改善，可能需要调整治疗方案，如尝试使用解痉药或抗炎药。

在治疗过程中，患者应遵循医生的指导，按时服药，并保持良好的水化状态。如果症状持续或加重，应及时联系医生进行进一步的评估和治疗。

（3）移位：DJ管可能发生移位，导致尿液引流不畅。定期复查膀胱镜，必要时调整DJ管位置。以下是诊断和治疗DJ管移位的方法。

1）主要的症状和体征。

主要症状：

①尿频、尿急、尿痛。

②排尿困难或淋漓不尽。

③腰痛或腹痛。

④血尿。

⑤发热（如果伴随感染）。

主要体征：

①膀胱区压痛。

②肾区叩击痛。

③尿道口出血或红肿。

2）辅助检查。

尿液分析：可能显示白细胞、红细胞增多，提示尿路感染或损伤。

尿培养：用于检测是否存在尿路感染。

影像学检查：

①肾、输尿管及膀胱（KUB）平片可以显示 DJ 管的位置。

②超声检查可以评估肾脏大小、肾积水情况以及 DJ 管的位置。

③CT 或 MRI 检查可提供更详细的图像，用于评估 DJ 管移位的原因和程度。

3）目前指南推荐的治疗方法。

保守治疗：如果 DJ 管移位但不伴有尿路梗阻或感染，可能不需要立即干预，但应关注患者的症状和体征。

药物治疗：如果移位导致尿路感染，应根据尿培养结果使用抗生素。

内镜调整：如果 DJ 管位置不当，可以通过膀胱镜重新调整 DJ 管的位置。

更换或移除 DJ 管：如果 DJ 管无法调整到位，或者反复移位导致症状持续，可能需要更换新的 DJ 管或将其移除。

🔊 情景导入

患者，女性，55 岁，置入 DJ 管后出现排尿困难和腰痛。尿液分析显示白细胞和红细胞增多，KUB 显示 DJ 管向上移位，但没有完全脱落。

在这种情况下，医生可能会选择以下治疗手段。

内镜调整：通过膀胱镜重新调整 DJ 管的位置，确保其正确放置在输尿管中。

药物治疗：由于尿液分析显示白细胞增多，可能存在尿路感染，因此根据尿培养结果给予抗生素治疗。

监测和随访：

● 在调整 DJ 管后，密切监测患者的症状和体征。

● 如果症状改善，继续观察 DJ 管的位置和患者的尿路状况。

● 如果症状没有改善或 DJ 管再次移位，可能需要更换为新的 DJ 管或将其移除。

在治疗过程中，患者应遵循医生的指导，完成所有推荐的抗生素疗程，并参加定期随访。如果出现任何新的症状或症状恶化，应及时通知医生。

(4)结石形成：长期留置 DJ 管可能导致尿盐沉积，形成结石。这些结石可能附着在 DJ 管表面或位于其周围。以下是诊断和治疗这类结石的方法。

1)主要的症状和体征。

主要症状：

①尿频、尿急、尿痛。

②排尿困难或淋漓不尽。

③腰痛或腹痛。

④血尿。

⑤发热(如果伴随感染)。

主要体征：

①膀胱区压痛。

②肾区叩击痛。

③尿道口出血或红肿。

2)辅助检查。

尿液分析：可能显示白细胞、红细胞增多，提示尿路感染或损伤。

尿培养：用于检测是否存在尿路感染。

影像学检查：

①KUB 可以显示 DJ 管和可能的结石。

②超声检查可以评估肾脏大小、肾积水情况以及 DJ 管和结石的位置。

③CT 检查可提供更详细的图像，用于评估结石的大小、数量和位置。

3)目前指南推荐的治疗方法。

保守治疗：如果结石较小且没有引起尿路梗阻或感染，可能不需要立即干预，但应关注患者的症状和体征。

药物治疗：

①如果结石导致尿路感染，应根据尿培养结果使用抗生素。

②α 受体拮抗药和利尿药可以帮助缓解症状和促进结石排出。

内镜治疗：如果结石较小，可以通过膀胱镜使用激光、超声波或取石网篮等方法去除结石。

体外冲击波碎石术(ESWL)：对于较大的结石，ESWL 可能是一种有效的治疗方法。

手术治疗：对于复杂的结石或伴随尿路梗阻的，可能需要通过开放手术或腹腔镜手术来移除结石。

🔊 情景导入

患者，男性，45 岁，置入 DJ 管后出现排尿困难和腰痛。尿液分析显示白细胞和红细胞增多，KUB 和超声检查显示 DJ 管周围有多个小结石，但没有尿路梗阻。

在这种情况下，医生可能会选择以下治疗手段。

药物治疗：

- 给予抗生素治疗尿路感染。
- 使用 α 受体拮抗药和利尿药帮助缓解症状和促进结石排出。

内镜治疗：通过膀胱镜使用取石网篮等方法尝试移除较小的结石。

监测和随访：

- 在治疗后，密切监测患者的症状和体征。
- 结石排出后仍需继续观察患者的尿路状况。
- 如果结石没有排出或症状没有改善，可能需要进一步的手术治疗，如 ESWL 或腹腔镜手术。

在治疗过程中，患者应遵循医生的指导，完成推荐的抗生素疗程，并参加定期随访。如果出现任何新的症状或症状恶化，应及时通知医生。

总而言之，DJ 管在膀胱镜检查中的应用为泌尿外科手术提供了有力支持，有助于保护肾功能、预防并发症。了解 DJ 管的结构、应用范围、放置与取出方法以及并发症处理，对于提高泌尿外科诊疗水平具有重要意义。在临床实践中，医生会根据患者具体情况，合理应用 DJ 管，以达到最佳治疗效果。

关于 DJ 管在膀胱镜检查中的应用，在目前的研究状况、存在的不足以及热门的研究方向等多个方面，我们可以从最新的研究中获得一些信息。

其一，关于 DJ 管在膀胱镜检查中的应用，目前的研究集中在如何提高膀胱肿瘤的诊断准确性。传统的白光膀胱镜检查在检测某些类型的膀胱肿瘤，如原位癌（CIS）和其他细微的病变时存在局限性。因此，研究人员正在探索使用增强技术，如光动力荧光诊断和增强血管对比度的技术，这些技术可以改善膀胱癌的可视化并降低癌症复发率。

其二，目前的不足之处在于，传统的白光膀胱镜检查可能无法检测到所有类型的膀胱肿瘤，这限制了诊断的准确性。而新型技术的发展，如窄带成像技术（NBI）和磁共振成像（MRI）的进步，为提高诊断的准确性提供了新的可能性。

其三，热门的研究方向包括微创技术、纳米技术和组织工程学等，这些可能成为新时代泌尿外科的关键。例如，一次性内镜的使用正在增加，这种内镜在多个医疗领域，包括泌尿外科，显示出潜力。

其四，关于临床试验，虽然我们不在此处具体讨论，但可以预见，随着新技术的发展，如NBI和MRI的应用，以及一次性内镜的使用，相关的临床试验将会越来越多，这些试验将评估这些新技术在提高诊断准确性方面的效果。

总结来说，DJ管在膀胱镜检查中的应用正随着技术的进步而不断发展，新型的诊断工具和方法正在被开发和测试，以提高诊断的准确性和安全性。同时，一次性内镜的使用也在增加，这可能为膀胱镜检查带来更多的便利和安全。随着这些技术的进一步发展，我们可以期待在不久的将来，膀胱镜检查将更加精准和高效。

在这次探索膀胱镜和DJ管的奇妙之旅中，我们一同揭开了这些医疗设备的神秘面纱，了解了它们在泌尿外科领域的重要作用。希望本书既能够帮助大家更好地认识和了解这些医疗设备，又能引起大家对泌尿系统健康的关注。

回顾这次科普之旅，我们领略了膀胱镜和DJ管的独特魅力。膀胱镜就像一位神秘的探险家，深入尿道的迷宫，探寻膀胱内部的奥秘；而DJ管则像一位英勇的守护者，驻守在尿路中，为结石的治疗和尿路梗阻的引流保驾护航。它们虽然看似平凡，却在泌尿外科中发挥着不可或缺的作用。

在本书中，我们不仅学习了膀胱镜和DJ管的工作原理和应用范围，还了解了一些实用的泌尿系统健康知识。这些知识将帮助我们在日常生活中更好地保护自己的健康，预防尿路疾病的发生。

最后，我们要感谢每一位阅读本书的朋友，愿大家都能拥有健康的身体，快乐地生活！

参考文献

［1］ 常浩，苏晓丽，邱洁.微视频检查流程讲解联合 CICARE 沟通模式在硬式膀胱镜检查患者中的应用［J］.齐鲁护理杂志，2022，28（6）：72-75.

［2］ 刘晓峰，康红梅，冯玉婕.全程护理措施对经尿道膀胱镜检查患者的影响［J］.齐鲁护理杂志，2021，27（14）：82-83.

［3］ 夏启东，刘晨茜，孙健瑄，等.基于 CT 影像的虚拟膀胱镜技术对膀胱肿瘤诊断价值的 Meta 分析［J］.微创泌尿外科杂志，2022，11（5）：305-310.

［4］ 李勉洲，路建磊，王超.经尿道等离子膀胱肿瘤剜除术治疗膀胱平滑肌瘤的临床分析［J］.临床泌尿外科杂志，2024，39（3）：203-205.

［5］ SUNG H, FERLAY J, SIEGEL R L, et al. Global Cancer Statistics 2020：GLOBOCAN Estimates of Incidence and Mortality Worldwide for 36 Cancers in 185 Countries［J］. CA Cancer J Clin, 2021, 71（3）：209-249.

［6］ 张振声，曾蜀雄，许传亮.膀胱癌诊疗新技术应用与临床推广［J］.上海医学，2022，45（7）：454-457.

［7］ 谢俊，赵利华，肖凡，等.膀胱癌患者参与医疗决策期望现状及影响因素［J］.中国临床护理，2024，16（2）：110-114.

［8］ MARGULIS V, SAGALOWSKY A I. Assessment of hematuria［J］. Med Clin North Am, 2011, 95（1）：153-159.

［9］ WAGNER C A. Etiopathogenic factors of urolithiasis［J］. Arch Esp Urol, 2021, 74（1）：16-23.

［10］ QUHAL F, SEITZ C. Guideline of the guidelines：urolithiasis［J］. Curr Opin Urol, 2021, 31（2）：125-129.

［11］ MASIERI L, SFORZA S, MANERA A, et al. Treatment of ureteropelvic junction obstruction and urolithiasis in children with minimally invasive surgery［J］. Urologia, 2022, 89（2）：298-303.

［12］ 王俊，方然.膀胱镜对泌尿系结石患者结石清除率和 VAS 评分的影响［J］.现代仪器与 医疗，2022，28(4)：44-47.

［13］ 黄明伟，粟宏伟，朱永生，等.膀胱镜下输尿管导管置入术治疗结石性脓毒血症的疗 效［J］.西南军医，2021，23(1)：57-59.

［14］ 褚庆明.膀胱镜大力钳碎石术治疗尿道膀胱结石的应用价值探析［J］.系统医学， 2022，7(1)：121-125.

［15］ COKER T J, DIERFELDT D M. Acute Bacterial Prostatitis：Diagnosis and Management ［J］. Am Fam Physician. 2016，93(2)：114-120.

［16］ LEAPMAN M S, STOCK R G, STONE N N, et al. Findings at cystoscopy performed for cause after prostate brachytherapy［J］. Urology, 2014, 83(6)：1350-1355.

［17］ ÖZSOY M, SOMANI B, SEITZ C, et al. Sex differences in the therapy of kidney and ureteral stones［J］. Curr Opin Urol, 2019, 29(3)：261-266.

［18］ POWELL T, KELLNER D, AYYAGARI R. Benign Prostatic Hyperplasia：Clinical Manifestations, Imaging, and Patient Selection for Prostate Artery Embolization［J］. Tech Vasc Interv Radiol, 2020, 23(3)：100688.

［19］ ABBASIASL T, SUTOVA H, NIAZI S, et al. A Flexible Cystoscope Based on Hydrodynamic Cavitation for Tumor Tissue Ablation［J］. IEEE Trans Biomed Eng, 2022, 69(1)：513-524.

［20］ LIU L, SUN F Z, ZHANG P Y, et al. Primary high-grade urothelial carcinoma of prostate with prostatic hyperplasia：a rare case report and review of the literature［J］. Aging Male, 2023, 26(1)：2252102.

［21］ JANARDANAN S, NIGAM A, MOSCHONAS D, et al. Urinary Bladder Diverticulum：A Single-Center Experience in the Management of Refractory Lower Urinary Symptoms Using a Robotic Platform［J］. Cureus, 2023, 15(7)：e42354.

［22］ 魏梦超，王文达，王诗钧，等.膀胱镜联合腹腔镜切除术治疗膀胱憩室的初步疗效 ［J］.协和医学杂志，2023，14(4)：802-807.

［23］ 蒋宁，白玉浩，张士伟，等.经尿道膀胱肿瘤电切术治疗浅表性膀胱憩室癌的安全性 及疗效［J］.现代泌尿外科杂志，2022，27(10)：805-809.

［24］ AHMADI H, DUDDALWAR V, DANESHMAND S. Diagnosis and Staging of Bladder Cancer ［J］. Hematol Oncol Clin North Am, 2021, 35(3)：531-541.

［25］ WOLDU S L, BAGRODIA A, LOTAN Y. Guideline of guidelines：non-muscle-invasive bladder cancer［J］. BJU Int, 2017, 119(3)：371-380.

［26］ WU Q, CAI L, YUAN B, et al. The application value of multi-parameter cystoscope in improving the accuracy of preoperative bladder cancer grading[J]. BMC Urol, 2022, 22 (1): 111.

[27] SEYAM R M, ZEITOUNI O M, ALSIBAI T M, et al. The grasper-integrated disposable flexible cystoscope is comparable to the reusable, flexible cystoscope for the detection of bladder cancer[J]. Sci Rep, 2020, 10(1): 13495.

[28] PALMER B W, STROM K, WONG C. Hand-assisted laparoscopic nephroureterectomy with cystoscopic en-bloc excision of the distal ureter and bladder cuff and isthmusectomy in a horseshoe kidney for invasive urothelial carcinoma of the renal pelvis[J]. JSLS, 2011, 15(3): 412-414.

[29] 王飞, 秦彩朋, 杜依青, 等. 中危非肌层浸润性膀胱癌的最佳膀胱镜监测强度[J]. 北京大学学报(医学版), 2022, 54(4): 669-673.

[30] 宣传斌. 超声显像与静脉肾盂造影、膀胱镜检查对膀胱癌诊断价值的比较观察[J]. 中国现代药物应用, 2020, 14(21): 58-60.

[31] 马远, 张强, 张飞, 等. 影像学检查、膀胱镜对膀胱癌术前分期的影响研究进展[J]. 国际感染病学(电子版), 2019, 8(3): 233-234.

[32] 郭洪, 张振声. 软性膀胱镜临床应用与操作规范[J]. 现代泌尿生殖肿瘤杂志, 2021, 13(2): 65-70.

[33] 裴立文. 580 例下尿路梗阻的诊断[J]. 吉林医学, 2013, 34(33): 7006.

[34] 鞠建, 李建明, 陈海燕. 超声引导下输尿管支架置入术在解除上尿路梗阻中的应用[J]. 中国现代医药杂志, 2019, 21(8): 62-64.

[35] CAPONE V, PERSICO N, BERRETTINI A, et al. Definition, diagnosis and management of fetal lower urinary tract obstruction: consensus of the ERKNet CAKUT-Obstructive Uropathy Work Group[J]. Nat Rev Urol, 2022, 19(5): 295-303.

[36] 施慧源. 肾盂癌的临床诊断及治疗相关分析(附 110 例病例报告)[D]. 郑州: 郑州大学, 2019.

[37] 谢松波, 张广宇, 刘志虎. 后腹腔镜联合膀胱镜下行肾盂癌根治术 16 例诊疗体会[J]. 中国现代药物应用, 2014, 8(9): 55-56.

[38] YU W R, JIANG Y H, JHANG J F, et al. Use of Urinary Biomarkers in Discriminating Interstitial Cystitis/Bladder Pain Syndrome from Male Lower Urinary Tract Dysfunctions[J]. Int J Mol Sci, 2023, 24(15): 12055.

[39] 陈莉, 汪涌, 祝广峰, 等. 2020 年欧洲泌尿协会非肌层浸润性膀胱癌诊断和治疗指南概要[J]. 现代泌尿外科杂志, 2020, 25(8): 736-742.

[40] 陈宇豪, 程文. 膀胱癌早期诊断方法的研究进展[J]. 肿瘤学杂志, 2020, 26(7):

650-654.

[41] 朱刚, 张凯, 张海梁, 等.中国泌尿男生殖系肿瘤手术后随访方案专家共识[J].现代泌尿外科杂志, 2021, 26(5): 369-375.

[42] 赵宝珠, 原小斌.低温冲洗液在膀胱肿瘤重度血尿患者膀胱镜检查中的应用研究[J].护理研究, 2019, 33(11): 1980-1982.

[43] 叶章群, 周利群.外科学泌尿外科分册: 诊疗技术[M].北京: 人民卫生出版社, 2023.

[44] 赵雷.膀胱镜检查患者应用丙泊酚麻醉效果观察[J].心理医生杂志, 2018, 24(9): 79-80.

[45] MATULEWICZ R S, DELANCEY J O, MEEKS J J. Cystoscopy[J]. JAMA, 2017, 317 (11): 1187.

[46] KWON O S, KWON B, KIM J, et al. Effects of Heating Therapy on Pain, Anxiety, Physiologic Measures, and Satisfaction in Patients Undergoing Cystoscopy[J]. Asian Nurs Res (Korean Soc Nurs Sci), 2022, 16(2): 73-79.

[47] GULDHAMMER C S, VáSQUEZ J L, KRISTENSEN V M, et al. Cystoscopy Accuracy in Detecting Bladder Tumors: A Prospective Video-Confirmed Study[J]. Cancers (Basel), 2023, 16(1): 160.

[48] 栾君.膀胱镜检查患者的心理状态分析与临床护理对策[J].中国医药指南, 2017, 15(27): 280-281.

[49] 刘晓峰, 康红梅, 冯玉婕.全程护理措施对经尿道膀胱镜检查患者的影响[J].齐鲁护理杂志, 2021, 27(14): 82-83.

[50] 冯伟.人文关怀护理对膀胱镜检查患者心理改善的效果[J].继续医学教育, 2020, 34(7): 118-119.

[51] 杨唐俊, 宁天枢.膀胱镜检查的并发症及其防治[J].第三军医大学学报, 1979(3): 52-53.

[52] 尚桂枝.预见性护理在膀胱镜检查中的应用价值研究[J].世界最新医学信息文摘, 2018, 18(81): 252.

[53] 白杨, 孟利霞.分级心理护理联合微视频宣教对膀胱癌患者围术期的影响[J].临床研究, 2023, 31(5): 146-148.

[54] 刘晓峰, 康红梅, 冯玉婕.全程护理措施对经尿道膀胱镜检查患者的影响[J].齐鲁护理杂志, 2021, 27(14): 82-83.

[55] 张春静, 樊雪, 史函菲, 等.心理护理干预对膀胱癌患者的效果观察[J].心理月刊, 2022, 17(21): 130-132.

[56] TRAN L, XIAO J F, AGARWAL N, et al. Advances in bladder cancer biology and therapy

［J］. Nat Rev Cancer, 2021, 21(2)：104-121.

［57］ COMPÉRAT E, AMIN M B, CATHOMAS R, et al. Current best practice for bladder cancer：a narrative review of diagnostics and treatments［J］. Lancet, 2022, 400(10364)：1712-1721.

［58］ CROCETTO F, BARONE B, FERRO M, et al. Liquid biopsy in bladder cancer：State of the art and future perspectives［J］. Crit Rev Oncol Hematol, 2022, 170：103577.

［59］ ALFRED WITJES J, MAX BRUINS H, CARRIÓN A, et al. European Association of Urology Guidelines on Muscle-invasive and Metastatic Bladder Cancer：Summary of the 2023 Guidelines［J］. Eur Urol, 2024, 85(1)：17-31.

［60］ LOPEZ-BELTRAN A, COOKSON M S, GUERCIO B J, et al. Advances in diagnosis and treatment of bladder cancer［J］. BMJ, 2024, 384：e076743.

［61］ SWIETEK N, WALDERT M, ROM M, et al. The value of transurethral bladder biopsy after intravesical bacillus Calmette – Guérin instillation therapy for nonmuscle invasive bladder cancer：a retrospective, single center study and cumulative analysis of the literature ［J］. J Urol, 2012, 188(3)：748-753.

［62］ MCCARTHY T C. Cystoscopy and biopsy of the feline lower urinary tract［J］. Vet Clin North Am Small Anim Pract, 1996, 26(3)：463-482.

［63］ LI S, XIN K, PAN S, et al. Blood-based liquid biopsy：insights into early detection, prediction, and treatment monitoring of bladder cancer［J］. Cell Mol Biol Lett, 2023, 28(1)：28.

［64］ 胡拓阳, 高裕, 王皓, 等. 电子膀胱软镜及窄带光谱成像技术在非肌层浸润性膀胱癌诊断中的应用研究［J］. 宁夏医科大学学报, 2020, 42(11)：1124-1128.

［65］ 邓通, 梁丹丹, 黄瑞秀, 等. 2018 年 EAU 非肌层浸润性膀胱癌指南解读——诊断、复发与进展风险评估篇［J］. 中国研究型医院, 2018, 5(5)：44-49.

［66］ 李伟, 陈跃东, 邢金春. 窄带显像膀胱镜在复发性膀胱肿瘤诊断中的应用［J］. 中国内镜杂志, 2014, 20(9)：902-905.

［67］ 陈富昌, 蓝志相, 韦海明. 623 例膀胱镜活检病理分析［J］. 现代泌尿生殖肿瘤杂志, 2013, 5(3)：148-150.

［68］ ODERDA M, ASIMAKOPOULOS A, BATETTA V, et al. Single – use digital flexible cystoscope for double J removal versus reusable instruments：a prospective, comparative study of functionality, risk of infection, and costs［J］. World J Urol, 2023, 41(11)：3175-3180.

［69］ KIM H S, LEE B K, JUNG J W, et al. J-tube technique for double-j stent insertion during laparoscopic upper urinary tract surgical procedures[J]. J Endourol, 2014, 28(11): 1278-1281.

[70] CHALHOUB M, KOHAUT J, VINIT N, et al. Feasibility and safety of magnetic-end double-J ureteral stent insertion and removal in children[J]. World J Urol, 2021, 39(5): 1649-1655.

[71] MOHAMMADI A, RAKEBI M M, GHOLAMNEZHAD M, et al. Does potassium citrate administration change the type and composition of encrusted material on Double-J stent compared to primary stone?[J]. Int Urol Nephrol, 2021, 53(9): 1797-1803.

[72] 霍宇杰. 超细输尿管镜治疗输尿管结石后留置DJ管与否的安全性[D]. 乌鲁木齐: 新疆医科大学, 2023.

[73] 黄铭锋. DJ管留置时间对结石梗阻引起尿源性脓毒血症预后的影响[J]. 深圳中西医结合杂志, 2018, 28(18): 163-165.

[74] 郭锥锋, 陆旭伟, 杨帆, 等. 置入DJ管在巨大前列腺剜除术中对输尿管口的保护应用[J]. 蚌埠医学院学报, 2021, 46(3): 360-362, 367.

[75] 徐玉梅, 苗芳, 刘允允. 优质护理在泌尿系结石钬激光碎石并置入DJ管患者中的效果分析[J]. 婚育与健康, 2023, 29(22): 169-171.